AF457046

APPLICATIONS HYGIÉNIQUES

DES DIFFÉRENTS PROCÉDÉS

DE CHAUFFAGE ET DE VENTILATION

MÉMOIRE

LU A L'ACADÉMIE DE MÉDECINE DANS LA SÉANCE DU 23 JUIN 1868

PAR

T. GALLARD,

Médecin de l'hôpital de la Pitié, etc.

PARIS

J.-B. BAILLIÈRE ET FILS

LIBRAIRES DE L'ACADÉMIE IMPÉRIALE DE MÉDECINE

Rue Hautefeuille, 19, près du boulevard Saint-Germain

1868

PRINCIPALES PUBLICATIONS DE L'AUTEUR.

De l'influence exercée par les chemins de fer sur l'hygiène publique. (Mémoire lu à l'Académie des sciences, 1862.)

Comptes rendus annuels du service médical de la Compagnie du chemin de fer d'Orléans. (7 fascicules in-4° avec tableaux statistiques. 1858, 1865.)

De la vaccination. 1853, 1858.

Etudes sur les maladies des femmes en couches. Qu'est-ce que la fièvre puerpérale? 1857.

La pustule maligne peut-elle se développer spontanément dans l'espèce humaine? (Mémoire lu à l'Académie de médecine, le 19 janvier 1864.)

Mémoire sur l'emphysème pulmonaire étudié dans ses rapports avec les autres affections du poumon et plus spécialement avec les tubercules. (Extrait des *Archives générales de médecine*, août 1854.)

Deux cas de cancer du poumon et un cas de kyste hydatique de la plèvre. (Communications à la Société médicale des hôpitaux, 1860.)

Sur les signes fournis par la percussion et l'auscultation dans la pleurésie. 1857.

Sur l'opération de la thoracocentèse, 1864.

De l'anévrysme artérioso-veineux de l'aorte et de la veine cave supérieure. 1865.

Coagulations sanguines intravasculaires de l'artère pulmonaire. 1855.

Des déviations utérines et de leur traitement. (Leçons faites par Valleix à la Pitié, 1852.)

Du phlegmon péri-utérin. 1855.

Des hématocèles péri-utérines (causes, siége, traitement). 1855.

Des hématocèles péri-utérines spontanées. 1860.

Article Utérus du *Dictionnaire de chirurgie de Costello* (*The Cyclopædia of practical surgery*. London, 1864).

Des applications topiques de teinture d'iode sur le col de l'utérus. 1865.

Le microscope; ce qu'il a promis, ce qu'il a donné. 1859.

Note scientifique sur la doctrine dite homœopathique. 1858.

De l'opération césarienne après la mort des femmes enceinte. 1860.

Notes et observations de médecine légale (où sont traitées diverses questions d'empoisonnement, d'infanticide, d'irresponsabilité, de transmission de maladies contagieuses, etc., etc.). 1860-1865.

De l'exercice simultané de la médecine et de la pharmacie. Rapport approuvé par l'Association générale de prévoyance et de secours mutuels des médecins de France (*Annuaire de l'Association des médecins de France*, p. 118).

Etude sur les hôpitaux. 1863.

Aération, ventilation et chauffage des salles de malades dans les hôpitaux (*Bulletin de l'Académie de médecine*, 1865, t. XXX, p. 483, et *Union médicale*, 1865).

Sur l'importation de la fièvre jaune au Havre. (Discours prononcé à la Société médicale d'émulation, avril 1863.)

De l'empoisonnement par la strychnine. (Mémoire lu à l'Académie de médecine, dans les séances des 17 septembre et 7 octobre 1862. Paris, 1865.)

Chauffage, Consanguinité, Contagion, articles du *Nouveau Dictionnaire de médecine et de chirurgie pratiques*. Paris, 1867-68.

Leçons de clinique médicale, professées à l'hôpital de la Pitié en 1865-1866 et à l'hôpital Lariboisière en 1867.

Etude sur l'origine et la propagation des maladies charbonneuses dans l'espèce humaine. Paris, 1867.

Notions d'hygiène à l'usage des instituteurs primaires (quatre conférences faites à la Sorbonne aux instituteurs délégués pour visiter l'Exposition universelle de 1867). Paris, 1868.

Empoisonnement par le phosphore (Observation communiquée à la Société de médecine légale). Paris, 1868.

Paris. — Imprimerie de E. Martinet, rue Mignon, 2.

APPLICATIONS HYGIÉNIQUES

DES DIFFÉRENTS PROCÉDÉS

DE CHAUFFAGE ET DE VENTILATION

La question du chauffage et de la ventilation des lieux habités qui, depuis plusieurs années, est restée à l'étude d'une façon, pour ainsi dire, permanente, semble entrer, en ce moment, dans une phase nouvelle, permettant d'espérer des solutions plus pratiques que toutes celles auxquelles on s'est arrêté jusqu'à ce jour. Pendant longtemps elle n'a été posée qu'à propos des grands édifices, et il en était encore ainsi en 1865, lorsque j'ai eu l'honneur de présenter à l'Académie de médecine un premier mémoire : *Sur l'aération, la ventilation et le chauffage des salles de malades dans les hôpitaux* (1). Beaucoup de bons esprits pensaient alors, quelques-uns pensent encore aujourd'hui, que pour entretenir une température convenable dans les locaux habités, et y assurer un renouvellement suffisant de l'air, il est indispensable de recourir à des moyens compliqués et dispendieux, exigeant pour leur installation et leur fonctionnement l'intervention d'hommes tout à fait spéciaux. Cette opinion erronée, contre laquelle nous nous sommes élevé, avec le plus grand nombre des médecins qui se sont occupés de ce sujet, tend à disparaître de jour en jour ; et c'est avec une vive satisfaction que nous avons vu la question être reprise tout dernièrement par les hommes qui sont le plus capables de la résoudre au point de vue pratique, et qui, jusqu'à présent, avaient paru hésiter à

(1) Gallard, *Aération, ventilation et chauffage des salles de malades dans les hôpitaux* (*Bull. de l'Acad. de méd.* 1864-65. Paris, t. XXX, p. 483, et l'*Union médicale*. 1865.)

intervenir dans la discussion : je veux parler des architectes. S'ils se décident enfin à vouloir se renseigner par eux-mêmes, c'est qu'ils n'ont pas été sans remarquer les nombreux inconvénients que présentent la plupart des systèmes compliqués, dus aux constructeurs spéciaux des appareils de ventilation et de chauffage. Sans parler de nombreux mécomptes, constatés au moment où les appareils devaient fonctionner, les architectes ont eu maintes fois l'occasion de s'effrayer, — non sans raison, — tant des dépenses excessives auxquelles entraînent ces installations, que des exigences, souvent impérieuses, qu'elles imposent aux constructions auxquelles on veut les adapter. Toutes ces exigences, l'un d'eux les résumait fort spirituellement en disant qu'un jour, où il avait eu l'idée d'installer un calorifère ventilateur dans un palais dont la construction lui était confiée, il s'était vu sur le point d'avoir non plus, comme il le désirait, un calorifère pour chauffer le palais, mais un palais pour loger le calorifère.

C'est surtout quand elles sont tardives, quand on songe seulement à les effectuer après coup, que de semblables installations sont déplorables, à tous les points de vue. L'énormité des dépenses supplémentaires qu'elles nécessitent, les perturbations qu'elles ne manquent jamais d'apporter à l'agencement et à l'économie des constructions auxquelles elles sont destinées, ne pouvaient échapper aux architectes, et ce sont ces considérations qui les ont déterminés à chercher, en commun, s'il ne leur serait pas possible de préciser d'avance ce qui convient à faire dans chaque cas particulier, afin de pouvoir en tenir compte dans le plan et le devis primitifs. Ce sujet a été donc mis à l'étude au sein de la *Société impériale et centrale des architectes*, et y a été longuement agité, dans une série de séances, présidées alternativement par MM. Baltard et Lefuel, membres de l'Institut. Ces discussions, auxquelles nous avons eu l'honneur d'être invité à assister et à prendre part, ont emprunté un intérêt tout particulier à ce fait que la Société avait eu l'heureuse idée de convoquer la plupart des hommes spéciaux qui se sont occupés de ce sujet. Ce qui était certainement la meilleure manière d'éclairer la question, sinon de la résoudre tout à fait.

La Société ne recherchait pas du reste une solution définitive, et elle a poussé la prudence jusqu'à s'interdire toute espèce de vote, laissant à chacun de ses membres liberté pleine et entière de se diriger d'après les règles qui lui auront paru les plus sages et les plus pratiquement applicables. Ayant fait, comme chacun de ceux qui ont assisté à ces conférences et qui y ont pris part, notre profit de toutes les excellentes choses qui ont été dites, nous avons pensé qu'il ne serait ni inopportun, ni indiscret, d'en tenir compte dans le cours de ce travail ; d'autant plus que les seules considérations auxquelles nous voulions nous arrêter sont exclusivement afférentes à l'hygiène et ne peuvent par conséquent pas faire double emploi avec le compte rendu qui sera publié par M. Jules Bouchet, secrétaire de la Société, compte rendu dans lequel les détails techniques seront certainement placés sur le premier plan.

Ce n'est pas que le rôle de l'hygiéniste se borne, comme on pourrait le croire, à poser les données du problème, puis à laisser au praticien le soin de le résoudre, en employant les moyens qui lui paraissent les mieux appropriés. Si l'hygiéniste n'a pas à intervenir pendant l'exécution, il lui incombe encore de venir contrôler les résultats obtenus et de décider, parmi les diverses solutions proposées, quelle est celle qui remplit le mieux toutes les exigences de son programme. Il lui appartient aussi de modifier ce même programme, si l'expérience lui prouve qu'il a été mal conçu et qu'il renferme des données insuffisantes ou inexactes. Ce droit de contrôle et de révision ne nous paraît pas avoir été suffisamment accepté par toutes les personnes qui s'occupent de ventilation et de chauffage, et qui, à peine soucieuses de nous voir déterminer la quantité d'air et de chaleur nécessaires pour la conservation de la santé, nous diraient volontiers qu'il n'est pas de notre compétence de savoir comment cet air et ce calorique sont distribués, pourvu que l'on en répartisse la dose voulue. C'est cette singulière prétention, contre laquelle nous ne saurions trop protester, qui a été la cause principale de la plupart des mécomptes obtenus dans la pratique. Sans elle, la question de la ventilation et du chauffage, si obscure et si compliquée en apparence, se serait singulièrement simplifiée et se serait incessamment rapprochée d'une réalisation pratique, dont on semble en quelque sorte l'avoir éloignée à plaisir.

Il ne s'agit pas, en effet, de déterminer : *Quel est, en principe, le meilleur système de ventilation et de chauffage?* car, ainsi posée en termes généraux, la question est parfaitement insoluble. Elle donne lieu aux discussions les plus interminables, et elle a surtout ce tort énorme de permettre à chaque constructeur de venir faire l'éloge de son procédé ou de son système, tout en combattant ceux de ses compétiteurs ; ce qui ne manque pas d'entraîner les discussions hors des régions abstraites de la science, pour les ramener sur le terrain de l'exploitation commerciale. Ce n'est pas là, il faut bien qu'on le sache, une des moindres difficultés du sujet, et nous avons eu assez souvent lieu d'être frappé de ses inconvénients pour pouvoir les signaler. Mais cette difficulté disparaît, si, passant du général au particulier, on cherche non plus à énoncer d'une manière absolue quel est le meilleur système de ventilation et de chauffage, mais bien quels sont les moyens de ventilation et de chauffage qui peuvent le plus avantageusement être appliqués à un local ou à un édifice déterminé.

Lorsqu'on procède ainsi, on reconnaît bien vite avec Péclet, ainsi que je l'ai déjà établi ailleurs (1), qu'aucun des différents systèmes ou procédés n'est absolument mauvais et que chacun d'eux peut, à l'occasion, trouver son application utile dans la pratique. En effet, la ventilation et le chauffage sont deux faits connexes, qu'il est assez difficile de séparer complétement l'un de l'autre, qui cependant peuvent et doivent à certains moments être rendus distincts et indépendants. D'où il résulte, tout de suite, qu'un procédé susceptible d'opérer cette distinction devra être préféré, dans un cas, alors qu'il serait complétement inutile dans un autre. Dans certaines circonstances, la ventilation sera le point principal et le chauffage l'accessoire, tandis que le contraire aura lieu dans d'autres circonstances, également impérieuses. Enfin, il pourra être plus ou moins essentiel de s'inquiéter si les qualités de l'air sont ou non modifiées par les divers appareils de chauffage employés. D'où, comme corollaire, la question de savoir dans quelles limites et dans quelles conditions il conviendra de recourir aux procédés les moins coûteux, car la meilleure manière de faire de bonne hygiène, et de la rendre populaire, c'est de savoir l'associer avec l'économie, toutes les fois qu'il n'y a pas incompatibilité entre elles.

Acceptant cette première donnée principale, la *Société des architectes* a décidé qu'elle ne séparerait pas la question de la ventilation de celle du chauffage, et qu'elle les étudierait successivement, suivant la nature des édifices auxquels il y a lieu de les appliquer. — La division suivante des édifices en quatre groupes principaux, proposée par M. E. Trélat, professeur au Conservatoire, a été adoptée et suivie dans la discussion :

A. Édifices de vastes capacités à grandes élévations, sus-

(1) *Nouveau Dictionnaire de médecine et de chirurgie pratiques*, article CHAUFFAGE. Paris, 1867, t. VII, p. 203.

ceptibles de recevoir momentanément des foules compactes, comme églises, etc., etc.

B. Édifices où les foules s'encombrent plusieurs heures, dans des capacités occupées sur toute la hauteur et où les lumières artificielles peuvent être entretenues en grand nombre, tels que théâtres, salles de bal, de concert, amphithéâtres, etc., etc.

C. Édifices destinés à recevoir une ou plusieurs personnes malades séjournant en permanence dans une même capacité, hôpitaux, etc., etc.

D. Habitations.

J'accepte volontiers cette division qui est fort logique, et je ne pense guère avoir l'occasion de m'en écarter dans le cours de ce travail, mais je crois préférable de renverser l'ordre suivant lequel chacun de ces quatre groupes principaux doit être étudié. Voici pourquoi : on ne va pas du simple au composé, comme on pourrait le croire, lorsqu'on part de ces grands édifices possédant une seule pièce principale, comme les églises, les théâtres, etc., pour arriver aux petits locaux, cloisonnés en une foule de compartiments, comme les maisons d'habitation. Bien au contraire, on se trouve aborder la question par un de ses points les plus difficiles, car on a à résoudre successivement une série de problèmes fort différents les uns des autres, qui ne s'enchaînent ni ne se tiennent, qui n'ont pas entre eux cette gradation méthodique en vertu de laquelle la solution des premiers pourrait éclairer les suivants. Tandis que si nous suivons l'ordre inverse, en commençant par la maison d'habitation, nous nous trouverons tout de suite, il est vrai, en face du local qui, pour satisfaire aux lois de l'hygiène, doit réaliser les meilleures conditions du chauffage et du renouvellement de l'air, puisque ce local est celui dans lequel l'homme passe sa vie entière ou à peu près, et que c'est là surtout qu'il doit trouver les conditions de salubrité les plus parfaites. Mais, si les conditions de chauffage et de ventilation qu'il importe de rencontrer dans les maisons d'habitation sont celles qui doivent être les plus parfaites, ce sont aussi les moins compliquées et les plus faciles à réaliser; car là, l'homme est seul ou presque seul, et si l'espace qu'il y occupe individuellement est relativement plus grand, la capacité totale des lieux dans lesquels il se trouve est en revanche infiniment moindre. Enfin les maisons d'habitation se composent d'une série de pièces, dans chacune desquelles les conditions de chauffage et de ventilation peuvent varier. Il en résulte qu'après avoir tracé les règles applicables à chacune de ces pièces différentes, il ne serait pas impossible de s'en servir pour les groupes suivants, en assimilant les édifices dont ils se composent aux différentes pièces constituant les maisons d'habitation.

Avant d'aborder l'étude des applications spéciales qu'il convient de faire des divers procédés de ventilation et de chauffage à chacun des locaux compris dans l'énumération ci-dessus, il nous paraît indispensable de bien établir d'abord quelles sont les conditions dans lesquelles le chauffage est le plus hygiénique et le plus salubre, quelles sont celles dans lesquelles l'air peut présenter les qualités les plus favorables à la santé.

Il ne s'agit pas de poser des règles générales et invariables de la ventilation et du chauffage, puisque je viens de dire qu'une telle manière de faire me paraît complétement illogique et impraticable; mais seulement de savoir ce que l'hygiène a le droit d'exiger des procédés de ventilation et de chauffage, pour être en droit de les considérer comme parfaits. Ce premier point, une fois établi, nous servira de base et de comparaison pour la discussion qui va suivre, et nous permettra surtout de reconnaître les circonstances dans lesquelles il sera essentiel de considérer toutes les conditions requises comme devant être absolument exigibles, quelles sont celles, au contraire, dans lesquelles il sera permis de faire quelques concessions, réclamées par l'économie, et quelle pourra être l'étendue de ces concessions.

1° *Du calorique.* — Le calorique qui est utilisé pour le chauffage des habitations de l'homme, émane toujours d'un foyer incandescent; mais il se répand tantôt par rayonnement direct de ce foyer incandescent lui-même, tantôt par rayonnement indirect, soit des parois qui enveloppent ce foyer, soit de surfaces qui, par un intermédiaire quelconque, ont reçu la chaleur qui s'en dégage; tantôt par échauffement de l'air; tantôt, enfin, à la fois par rayonnement soit direct, soit indirect, en même temps que par échauffement de l'air.

La qualité du calorique est-elle la même suivant qu'il provient de l'une ou l'autre de ces sources? A cette question je n'hésite pas à répondre négativement, au moins en ce qui concerne l'hygiène.

Ce n'est pas à dire que le thermomètre ne puisse être influencé de la même manière par le calorique émanant d'une source quelconque. Mais cela ne nous suffit pas, et si le thermomètre placé en face d'un foyer incandescent, ou près des parois d'un poêle, ou dans un courant d'air chauffé, s'élève exactement du même nombre de degrés dans les trois cas, cela pourra bien me prouver que la quantité de chaleur émise est exactement la même, mais non que cette chaleur exerce absolument la même action sur le corps de l'homme, et c'est là l'essentiel. La pratique montre en effet que la chaleur qui émane directement d'un foyer incandescent, la chaleur *lumineuse*, exerce sur les corps vivants une action bienfaisante et réparatrice toute spéciale et qui diffère du tout au tout, par l'impression qu'elle provoque, de la chaleur provenant d'une surface obscure, ou d'un courant d'air chaud. Cette différence, que l'expérience permet de constater dans la pratique, la théorie la justifie.

On sait, en effet, quel rôle important joue la lumière dans les réactions chimiques, qui sont différentes non-seulement à la lumière et dans l'obscurité, mais aussi suivant qu'elles se produisent sous l'influence de telle ou telle section du prisme lumineux. On comprend, en conséquence, que les actes chimiques de l'organisme, qui contribuent si largement au bon entretien de la vie, soient modifiés de même, suivant que le calorique, sous l'influence duquel ils se produisent, est ou non associé à la lumière; suivant que ce rayon calorique émane d'un foyer incandescent, qui le rend en même temps lumineux, ou d'une surface obscure, qui donne la chaleur seule, sans laisser passer en même temps la lumière.

Cette action spéciale, produite par la chaleur lumineuse, se comprend mieux qu'elle ne se décrit; il suffit pour l'expliquer de faire appel aux sensations de chacun, et personne ne contestera qu'elle ne soit bien le fait de la réunion dans un même foyer des deux forces, lumière et chaleur, car elle ne s'obtient plus si on les sépare et si la chaleur et la lumière, quoique agissant simultanément, émanent de deux sources différentes. J'insiste sur ce point, et ce n'est pas pour la première fois, parce qu'il me semble capital dans la question du chauffage, envisagé au point de vue de l'hygiène, et parce que je tiens à faire justice de cette banalité, répétée partout, que si l'on préfère le feu de la cheminée à tout autre moyen de chauffage, c'est parce qu'il *égaye* la pièce dans laquelle il flambe. En vérité, la gaieté n'a rien à voir en cette affaire, et, il faut bien qu'on le sache, si le foyer incandescent donne un chauffage préféré et préférable à tous les autres, c'est que le calorique qui en émane possède des propriétés toutes spéciales. Sa composition physique n'est pas la même, puisqu'il est associé à un rayon lumineux, ses propriétés chimiques diffèrent par suite de l'adjonction de ce rayon lumineux, et conséquemment il exerce une action différente sur l'organisme vivant.

Telle est la véritable, l'unique cause de cette préférence si peu contestée. — Il n'y a pas là, comme on l'a prétendu, et comme on le répète à tort, une question de goût ou de sentiment, pas même une question de gaieté ou de tristesse, mais bien une action matérielle, réelle, incontestable, résultant d'une cause physico-chimique, parfaitement appréciable et parfaitement justifiée. Nous savons donc maintenant pourquoi nous devrons, toutes les fois que cela sera possible, donner la préférence aux procédés de chauffage qui permettront au calorique de rayonner directement d'un foyer incandescent; pourquoi, dans toutes les questions afférentes à l'hygiène, nous serons en droit de nous inquiéter autant de la qualité du calorique que de sa quantité.

2° *De la pureté de l'air.* — Si la qualité du calorique nous importe, celle de l'air dont il doit être fait usage nous importe bien plus encore, et nous ne saurions spécifier avec trop de soin dans quelles conditions doit se trouver l'air, que l'on veut utiliser dans le but d'obtenir une ventilation satisfaisante, au point de vue de l'hygiène.

Il est incontestable que l'air le plus pur, le plus salubre, le plus favorable à la santé, est celui qui se respire en pleine campagne, sur le flanc d'un coteau verdoyant et boisé, à proximité d'un cours d'eau et loin des marécages comme des grandes agglomérations d'hommes et d'animaux. L'impression salutaire et bienfaisante qu'éprouve un homme plongé dans une telle atmosphère dit plus et mieux, que ne pourraient le faire des expériences directes, que là se trouvent les conditions de salubrité nécessaires à la conservation et au bon entretien de la santé. Analysons chacune de ces conditions dans lesquelles se trouve l'air répandu en un tel lieu, et nous verrons que le coteau, la verdure et le ruisseau ne sont pas mis là par le désir de faire de l'idylle; mais que chacun d'eux exerce une action importante sur la composition matérielle de l'air. En effet, les émanations marécageuses, qui se produisent dans les bas-fonds, ne dépassent jamais une certaine hauteur; c'est pourquoi nous avons parlé du flanc d'un coteau. S'il ne doit pas être saturé d'humidité, l'air, pour être salubre, doit cependant contenir une certaine proportion de vapeur d'eau, — ce qui justifie la présence du ruisseau; enfin la verdure a pour effet de maintenir dans de justes proportions le mélange gazeux qui constitue l'air atmosphérique, en faisant disparaître l'acide carbonique pour le remplacer par de l'oxygène pur.

Elle fait plus, elle donne à cet oxygène des propriétés nouvelles, qui l'ont fait désigner sous le nom d'ozone et dont la principale est de lui permettre de se combiner plus facilement avec les divers corps oxydables. Il ne m'appartient pas de dire ce qu'est l'ozone; mais sans vouloir rechercher si les propriétés qu'on lui attribue dépendent ou non d'un état particulier d'électrisation de l'oxygène atmosphérique, nous pouvons admettre comme démontré, que, là où sa présence se révèle, l'air est plus salubre et plus pur; que là où il manque, se trouvent les conditions opposées. Les deux qualités principales que nous aurons à rechercher dans l'air que nous voudrons employer à la ventilation des locaux occupés par l'homme, sont donc : d'abord un certain degré d'hygrométricité, puis la présence d'une certaine quantité d'ozone. Et, lorsque nous voudrons juger de la valeur des divers procédés que l'on nous proposera, nous aurons à nous enquérir de savoir d'abord s'ils respectent l'hygrométricité de l'air; puis s'ils ne dénaturent pas l'ozone qu'il peut renfermer; enfin s'ils ne lui ajoutent pas une certaine proportion de gaz délétères.

Ce sera là notre grand critérium. Nous nous y attacherons d'autant plus, que du moment où toutes les expériences, tous les calculs les plus largement institués, établissent qu'il suffit de 11 mètres cubes d'air, par heure, pour assurer dans de bonnes conditions la respiration d'un homme adulte, nous pouvons nous demander si ce n'est pas parce qu'au lieu de le donner à l'état de pureté, on l'a toujours altéré avant de le livrer à la consommation, que l'on s'est trouvé conduit à en exiger une quantité beaucoup plus considérable, de 80 à 100 mètres cubes, par exemple? Je me crois en droit d'affirmer que là encore la quantité est plus à considérer que la qualité. Aussi, au point de vue de la dispersion des miasmes ou des odeurs, je crois que 20 mètres cubes d'air, contenant de l'ozone, — c'est-à-dire un corps oxydant susceptible de se combiner avec les particules miasmatiques, odorantes ou non, de façon à les neutraliser, — auront une action plus efficace, pour assainir une pièce, que 100 mètres cubes d'air, privé d'ozone, et ne pouvant agir par conséquent sur ces miasmes qu'en opérant leur diffusion, leur dilution et leur disposition.

Or, disons de suite que l'air qui circule dans de longs canaux, où il est soumis à une certaine température, y perd toujours l'ozone qu'il contient, ou au moins les propriétés attribuées à la présence de ce corps. Il y perd aussi, mais seulement lorsque la température est très-élevée, la plus grande partie de la vapeur d'eau qu'il renferme. Enfin, lorsque les surfaces chauffées, avec lesquelles cet air est mis en contact, sont formées par de la fonte, surtout lorsque la température est très-élevée, il se mélange à l'air une certaine quantité d'oxyde de carbone et d'acide carbonique provenant, soit de la combustion du carbone contenu dans le métal, qui est, comme on sait, du carbure de fer; soit de la transsudation à travers ses pores des gaz provenant du foyer; soit de la combustion des particules organiques suspendues dans l'air et qui toutes renferment du carbone. Ces deux derniers effets peuvent se produire de même avec des surfaces de chauffe en tôle mince.

Ces prémisses une fois posées, il nous est maintenant possible, en nous appuyant sur les données précédentes, de déterminer, plus rapidement et plus facilement que nous n'eussions pu le faire sans cela, comment, pour se conformer aux règles d'une bonne hygiène, il convient de chauffer et de ventiler les divers locaux servant au séjour plus ou moins prolongé de l'homme. Ces locaux seront examinés successivement dans l'ordre suivant :

I. Les *habitations privées*, comprenant :
- *a.* Les chambres à coucher et les cabinets de travail ;
- *b.* Les couloirs, escaliers et antichambres ;
- *c.* Les salles à manger et les salons de réception ;
- *d.* Les cuisines.

II. Les *habitations communes à un grand nombre de personnes*, telles que :
- *a.* Les hôpitaux ;
- *b.* Les hospices, communautés, colléges et casernes ;
- *c.* Les prisons.

III. Les *édifices où les foules s'encombrent pendant plusieurs heures*, comme :
- *a.* Les salles d'audience des tribunaux, les bibliothèques, les salles de bal ;
- *b.* Les amphithéâtres, les salles de séances des assemblées délibérantes, les salles de spectacle.

IV. Les *édifices de grande capacité et de grande élévation* où les foules peuvent s'amasser, mais pour un temps relativement court, comme :
- *a.* Les églises, les salles de bourse, les salles de pas perdus, les salles d'attente de chemins de fer ;
- *b.* Les édifices largement ouverts par un ou plusieurs côtés, comme les gares de chemins de fer, les halles et marchés, les passages, les expositions.

Il est bien entendu, et je ne saurais trop insister sur ce point, que je veux me borner aux indications directement afférentes à l'hygiène, renvoyant, pour les applications techniques, tant aux *Comptes rendus de la Société impériale et centrale des architectes*, qu'au *Manuel pratique* (1), dans lequel le général Morin a condensé, sous forme aphoristique, les plus importants des préceptes qu'il avait déjà longuement développés dans son grand ouvrage *Sur la ventilation*. Cet excellent petit livre est bien un véritable Manuel pratique qui peut, à certains points de vue, être considéré comme le guide le plus sûr qu'il soit possible de consulter en ce qui concerne l'installation des appareils de ventilation et de chauffage. Son seul tort est d'être un peu trop exclusif et de n'admettre que la ventilation par appel ; aussi, quoique je partage, à beaucoup d'égards, cette préférence de l'auteur, je ne puis m'empêcher de regretter qu'il n'ait pas fait une part plus large à la ventilation par refoulement ou par propulsion, dans les circonstances, rares du reste, où elle peut être utilement employée.

I. Habitations privées. — Les maisons d'habitation se composent : 1° de pièces dans lesquelles on réside presque constamment, telles que les chambres à coucher, les cabinets et les autres pièces de travail ; 2° de pièces de passage, telles que les couloirs, les antichambres et les escaliers ; 3° de locaux d'un usage moins fréquent où le séjour peut être prolongé pendant un temps assez long, et où les personnes se réunissent en plus grand nombre que dans les lieux qui servent plus spécialement à l'habitation : ce sont les salles à manger et les salons de réception ; 4° enfin des cuisines.

Tantôt ces pièces sont réparties dans les divers étages d'une maison qu'une famille occupe seule ; tantôt elles se trou-

(1) Arthur Morin, *Salubrité des habitations. — Manuel pratique du chauffage et de la ventilation*. Paris, 1868.

vent toutes réunies sur le même étage, constituant un appartement, entièrement distinct et séparé des autres appartements de la même maison, qui sont occupés par d'autres familles. Ces deux conditions différentes peuvent nécessiter des modifications dans le mode de ventilation et de chauffage qui devra être adopté.

1° Les *chambres à coucher*, les *cabinets de travail*, et les *salons ordinaires* où la famille se tient d'habitude sont, à vrai dire, les véritables pièces constitutives de l'habitation privée. Ce sont elles qui doivent réunir au plus haut degré de perfectionnement possible toutes les conditions de bien-être, d'aisance, de comfort, qu'il est permis de demander à l'hygiène. On doit donc, quand on s'occupe de les maintenir à une température convenable et d'y assurer le renouvellement de l'air, s'inquiéter avant tout et par dessus tout de la parfaite salubrité des moyens dont on fait usage. A ce titre, et après ce que nous avons dit de l'avantage que présente le calorique lumineux, émis directement d'un foyer incandescent, la cheminée, dans laquelle le feu est découvert, est l'appareil de chauffage qui doit être préféré. Il le sera d'autant plus que, si, dans les conditions ordinaires, la cheminée est, au point de vue de la quantité de chaleur produite, un médiocre appareil de chauffage, c'est un excellent appareil de ventilation. Nous en trouvons la preuve dans ce passage du *Manuel* du général Morin : « Lorsqu'une cheminée ordinaire, des proportions généralement adoptées aujourd'hui à Paris, fonctionne avec une activité moyenne, l'évacuation d'air qu'elle détermine, par heure, atteint et dépasse *cinq fois* la capacité de la pièce qu'elle est destinée à chauffer, et ce renouvellement d'air suffirait même, dans les proportions ordinaires des appartements, pour assurer une ventilation de plus de 30 mètres cubes d'air par heure et par personne, en supposant qu'il y eût plus d'une personne par mètre carré de plancher. »

Voilà donc la ventilation parfaitement assurée par la cheminée, qui expulse une si grande quantité d'air. Nous nous occuperons dans un instant de savoir par où et comment cet air pénètre dans la pièce, pour nous appliquer à régler son introduction, de manière à éviter les inconvénients qu'elle présente trop souvent. Tenons-nous-en, pour le moment, au chauffage, et voyons en quoi celui de la cheminée est défectueux, comment on pourrait le perfectionner.

La cheminée n'utilise pas plus de 12 à 14 pour 100 du calorique produit par le combustible qu'elle consume, et cette perte sèche, de 86 à 88 pour 100 du calorique dépensé, est certainement le principal reproche, le seul qu'on puisse lui adresser au point de vue du chauffage. Je ne me dissimule pas son importance, mais je dois dire que, si à la cheminée ordinaire, on a la précaution de substituer, soit la cheminée Fondet, soit la cheminée ventilatrice du capitaine du génie anglais, Douglas Galton, dont le général Morin a donné la description, on se trouve utiliser; avec la première, 20 pour 100, et avec la seconde 35 pour 100 du calorique produit. C'est déjà un avantage ; mais ces cheminées perfectionnées en présentent un autre, c'est qu'elles contribuent à introduire dans la pièce une certaine quantité d'air à une température élevée.

La cheminée Fondet et ses analogues introduisent un volume d'air égal environ au dixième de celui qui est évacué, et cet air est à la température d'environ 100 degrés, tandis que la cheminée de Douglas Galton en introduit un volume sensiblement égal à celui qu'elle évacue, et cet air a une température qui ne dépasse pas 33 degrés.

La ventilation et le chauffage peuvent donc être ainsi largement assurés par la cheminée seule et à l'aide d'un dispositif fort simple qui consiste à laisser en arrière du foyer un espace libre communiquant d'une part et inférieurement avec l'extérieur où il puise l'air neuf, d'autre part, et supérieurement, avec la pièce à chauffer, par l'intermédiaire d'un manchon qui entoure le tuyau de fumée et s'ouvre près du plafond. Mais j'avoue que je me sens peu disposé à m'en tenir à ce seul moyen de renouveler l'air d'une pièce habitée, par cette raison que s'il n'arrive qu'à la température de 33 degrés, cet air, pendant son séjour près du foyer, a subi certainement des températures plus élevées qui ont pu le déshydrater, et a été en contact avec des surfaces métalliques chauffées, qui ont pu altérer sa composition. C'est ce qui fait que, même avec une telle cheminée, je ne me dispenserais pas de renouveler directement l'air d'une pièce habitée, en permettant à l'air extérieur de s'introduire par l'ouverture plus ou moins fréquemment répétée des portes et des fenêtres ou par leurs interstices.

L'introduction de l'air par les interstices des portes et des fenêtres est un fait constant, dans toutes les pièces où fonctionne une cheminée ordinaire. Cette introduction est nécessaire et forcée. Puisque la cheminée évacue, en une heure, cinq fois le volume d'air contenu dans la pièce, il faut bien que, par une issue quelconque, il en pénètre une quantité égale. Or, et ceci est un grave inconvénient que l'on a reproché, non sans raison, aux cheminées, cette introduction ne pouvant se faire que par les fissures des portes et des fenêtres, chacun de ces petits orifices donne entrée à un courant d'air froid qui, appelé par l'aspiration de la cheminée, se précipite directement vers le foyer, en enveloppant les personnes qui l'entourent. Il en résulte, comme l'avait déjà remarqué Rumford, que quand on est placé devant une cheminée on peut se griller une partie du corps, tandis que l'autre sera glacée par l'impression de ces courants d'air froid.

Cet inconvénient est réel avec les cheminées ordinaires; nous venons de dire que les cheminées perfectionnées peuvent le supprimer, mais en lui en substituant un autre non moins sérieux, celui d'altérer dans une certaine mesure la pureté de l'air introduit.

On peut faire mieux, si les pièces qui entourent celle dans laquelle on habite, et qui sont en communication directe avec elle sont elles-mêmes chauffées. Il suffirait alors de rendre la communication assez large et assez facile pour que l'air circulât librement de l'une de ces pièces dans l'autre. Alors, l'introduction de cet air qui, sans être aussi chaud qu'on peut le désirer, aurait cependant déjà une température suffisante pour ne pas produire une impression désagréable, suffirait pour alimenter la cheminée et pour assurer le renouvellement de l'air dans la pièce habitée. Dès lors, d'une part, l'appel ne serait plus assez énergique pour solliciter l'entrée d'air froid par les interstices des fenêtres, d'autre part on pourrait calfeutrer ces derniers d'une façon suffisante, hermétique même, puisqu'ils seraient désormais inutiles pour la ventilation.

Ce chauffage des pièces voisines ou, si l'on veut, de tout le reste de la maison, tout au moins de l'appartement, constituerait certainement une dépense mais qui n'aurait rien d'excessif. Elle doit être faite, car elle procurera d'immenses avantages au point de vue de l'hygiène. C'est là le moyen principal sur lequel nous croyons devoir le plus compter pour assurer non-seulement le chauffage, mais surtout la ventilation des habitations privées. Ceci nous conduit à parler des couloirs, antichambres, escaliers, dont nous allons apprécier le rôle dans ce système.

2° C'est en effet dans la façon dont on effectue le chauffage des *couloirs*, des *antichambres*, et surtout des *escaliers* que me paraît devoir résider tout le problème de la ventilation des habitations privées. Je demande donc la permission de m'étendre un peu sur ce sujet et d'entrer dans quelques détails qui pourront être utilisés par la suite. J'ai déjà dit que pour les chambres à coucher, pour les pièces de travail où l'on séjourne à peu près constamment, le mode de chauffage le plus salubre est la cheminée; mais j'ai démontré qu'il est presque toujours insuffisant et qu'en assurant une large ventilation il provoque des rentrées d'air froid, préjudiciables au bien-être des personnes séjournant dans la pièce ainsi ventilée et chauffée, surtout à celles qui stationnent près de la cheminée. En même temps j'ai donné à entendre que si, à ces rentrées d'air froid, on pouvait substituer des rentrées d'air non pas complétement chaud, mais ayant déjà subi une certaine élévation de température, à 10 ou 12 degrés par exemple, tous ces inconvénients disparaîtraient. Pour qu'il en soit ainsi, il faut pouvoir procurer une clôture aussi hermétique que possible des fenêtres, par les fissures desquelles il ne pourrait entrer que de l'air froid; tout en laissant suffisamment libres les fissures des portes intérieures ou même en ménageant des ouvertures spéciales qui feront communiquer la pièce habitée avec les autres pièces, où l'air serait déjà un peu échauffé.

Ces communications ainsi établies de pièce en pièce, à l'intérieur d'une habitation, conduisent forcément et inévitablement aux couloirs, aux antichambres et en fin de compte à l'escalier. C'est donc là qu'il importe d'installer un système général de chauffage. Pour celui qui occupe toute une maison à lui seul, rien n'est plus facile, et l'installation d'un calorifère général, chauffant toute son habitation, dans les conditions que nous allons spécifier, est la chose du monde la plus pratiquement réalisable. Mais dans les maisons ordinaires de Paris, où l'on compte non-seulement un logement séparé à chaque étage, mais souvent même plusieurs logements distincts sur le même étage, cela est infiniment plus difficile. Cette difficulté a surtout frappé les architectes, pour qui ce qu'il importe actuellement le plus d'économiser est l'espace et le terrain. Ils demandaient la possibilité d'établir un calorifère séparé pour chaque appartement et, malgré les affirmations d'un très-habile constructeur, ils ne m'ont pas paru suffisamment convaincus que la chose fût facile à obtenir.

Quant à moi, et me plaçant au point de vue exclusif de l'hygiène, je ne crois pas que cette solution d'un calorifère par appartement soit une chose avantageuse et partant désirable. Elle ne serait économique ni au point de vue de l'espace ni au point de vue de la consommation du combustible, et elle aurait cet énorme inconvénient de laisser en dehors du chauffage général de la maison l'immense cube d'air qui est accumulé dans la cage de l'escalier, et qui constitue une vaste réserve d'air pur, dont il serait si facile de faire usage pour ventiler largement et d'une façon salubre toutes les pièces habitées. Que faudrait-il pour cela? tout simplement chauffer l'escalier lui-même.

On me dira peut-être que cela est irréalisable, que le propriétaire qui chauffera l'escalier de sa maison sera forcé d'élever le prix, déjà si exorbitant, des loyers et suscitera ainsi les réclamations de ses locataires. A ces craintes les faits répondent : l'éclairage des escaliers, la distribution de l'eau aux divers étages sont certainement des sources de dépenses pour les propriétaires, mais ce sont en même temps des sources de revenus qui, au lieu d'éloigner les locataires, les attirent dans les maisons où se rencontrent ces avantages. Pourquoi n'en serait-il pas de même du chauffage des escaliers, étendu même aux antichambres et aux couloirs? Croit-on que chaque locataire n'économiserait pas bien vite, sur la totalité du combustible dépensé à l'intérieur de son appartement, la dépense proportionnelle qui lui incomberait pour l'entretien du calorifère général de la maison? Quant à moi, je ne doute pas que les maisons munies de tels calorifères ne fussent bientôt préférées et recherchées, comme le sont aujourd'hui celles qui reçoivent l'eau à discrétion à chaque étage.

Hâtons-nous de dire qu'un tel calorifère devrait être nstallé le plus économiquement possible.

Ici, nous n'avons aucun motif d'hygiène pour donner la préférence à un mode de chauffage plutôt qu'à un autre et voici pourquoi : c'est que la cage de l'escalier étant considérée par nous comme un vaste réservoir destiné à fournir de l'air neuf à presque toutes les pièces de la maison, nous voudrions que la circulation d'air, venu de l'extérieur, y fût extrêmement active. Les portes, les fenêtres devraient contribuer à son introduction au moins autant et même plus encore que les orifices spéciaux disposés à cet effet, et surtout que les bouches du calorifère. Il n'y aurait donc aucun inconvénient à ce qu'au milieu de cet air incessamment renouvelé, ces derniers déversassent de l'air à une température très-élevée, cet air dût-il même avoir été desséché ou modifié par les surfaces de chauffe, car ne constituant qu'une très-minime fraction de la masse totale, il serait insuffisant pour pouvoir l'altérer. Les calorifères à air chaud pourraient donc être utilisés s'ils sont plus économiques; car dans les conditions où nous venons de nous placer, l'économie est la question principale, la seule qui doive préoccuper.

Supposez les choses organisées de telle façon qu'au moyen d'un calorifère, installé comme je viens de le dire, l'air contenu dans la cage de l'escalier, dans les antichambres et dans les couloirs d'une maison habitée, y circule avec une température moyenne de 10 degrés, et voyez combien il sera facile de chauffer les autres pièces de l'appartement, sans grandes dépenses, avec des cheminées ordinaires et en supprimant les courants d'air froid produits par l'appel de la cheminée, à la seule condition de veiller à ce que cet appel s'exerce plutôt par les ouvertures des portes que par les joints des fenêtres.

3° *Salles à manger, salons de réception.* — Le calorifère général d'une maison, surtout si c'est un calorifère à air chaud, ne doit pas avoir de communication directe avec les chambres à coucher, ni avec les lieux de travail où l'on séjourne habituellement, mais il peut sans inconvénient avoir des bouches de chaleur s'ouvrant dans les salles à manger et même dans les salons de réception. Ce qu'il y aurait de mieux ce serait, au lieu de véritables bouches de chaleur, de faire ouvrir dans ces pièces des conduits communiquant directement avec la cage de l'escalier et qui seraient fort utiles pour assurer la ventilation, au moyen d'air déjà chauffé pendant l'hiver, au moyen d'air plus ou moins frais pendant les autres saisons; car c'est encore là une des questions qui ont le plus préoccupé les membres de la Société des architectes, et qui leur a paru le plus insoluble, que celle de la ventilation des salons de réception pendant les saisons intermédiaires, où l'on ne peut pas faire de feu, où il n'est cependant pas possible d'ouvrir largement les fenêtres.

La solution de cette question, fort épineuse, nous paraît subordonnée, comme beaucoup d'autres, à celle du chauffage de l'escalier et de l'installation des cheminées ventilatrices de Douglas Galton, non pas dans les chambres à coucher, — nous avons dit ce qui nous porte à les en éloigner, — mais dans les salons de réception.

Avec la chaleur provenant des moyens d'éclairage et des mets servis sur la table, avec l'agglomération des personnes qui s'y réunissent, une salle à manger sera toujours facile à chauffer, et l'on y séjourne assez peu de temps pour qu'on n'ait pas trop à s'inquiéter des modifications résultant de l'emploi d'un calorifère quelconque. Ici, ce qui importe surtout, c'est la ventilation comprenant l'introduction de l'air neuf et l'évacuation de l'air vicié.

L'introduction de l'air neuf chaud se fera tant par les bouches du calorifère que par les canaux communiquant avec l'escalier, les couloirs et les antichambres, car l'air y a déjà subi une certaine élévation de température. Celle de l'air frais se pourra faire par des vasistas placés au haut des fenêtres, et s'ouvrant de façon à diriger vers le plafond le jet d'air frais, à son entrée.

Cela n'aura aucun inconvénient pour les convives, placés généralement au centre de la pièce et près desquels cet air, ainsi introduit, ne pourra arriver qu'après s'être échauffé au contact des appareils d'éclairage. L'introduction de l'air nouveau ainsi assurée, il s'agit de s'occuper de l'évacuation de l'air vicié. La salle à manger est, dans nos installations ordinaires, généralement dépourvue de cheminée, nous n'avons donc pas à notre aide ce puissant moyen de ventilation, mais un petit artifice peut le mettre à notre disposition.

Les cheminées ventilatrices de Douglas Galton se composent de deux canaux séparés, dont l'un, le conduit de fumée, ne différant en rien des conduits des cheminées ordinaires et s'ouvrant inférieurement dans le foyer, aspire l'air contenu dans la pièce pour le déverser sur le toit; dont l'autre, s'ouvrant inférieurement hors de la pièce à chauffer, donne accès, par cette ouverture inférieure, à de l'air qui vient se répandre dans cette pièce à chauffer, au moyen d'une ouverture supérieure ménagée près du plafond. Cette ouverture supérieure peut être munie d'un registre et le conduit ventilateur prolongé jusqu'aux étages du dessus, de façon à aller déverser à volonté à l'un ou l'autre des étages superposés l'air introduit dans les canaux ventilateurs; cet air peut même monter ainsi jusque dans les combles ou sur le toit si l'on prolonge jusque-là le conduit ventilateur, en lui faisant accompagner le tuyau de fumée. D'où il résulte que, grâce à un système de registres extrêmement simple à établir, on peut, à volonté, diriger soit dans l'une, soit dans l'autre des pièces superposées l'air aspiré par le conduit ventilateur d'une de ces cheminées. Donc, si au lieu d'ouvrir au dehors l'extrémité inférieure de ce conduit ventilateur, on l'ouvre dans la salle à manger, il suffira d'avoir du feu dans le salon pour que la ventilation de la salle à manger soit parfaitement assurée. De même qu'un simple registre placé à la partie supérieure du conduit ventilateur peut permettre à l'air ainsi aspiré de la salle à manger d'aller se déverser jusque sur le toit, sans s'introduire dans le salon ; de même, un autre registre placé à sa partie inférieure pourra permettre de puiser à volonté cet air, soit dans la salle à manger quand on voudra l'évacuer au dehors, soit au dehors quand on voudra l'introduire dans le salon. Enfin, en fermant complétement l'extrémité inférieure de ce conduit ventilateur, que nous supposons prolongé jusque sur le toit, il arrivera, si l'on fait du feu dans la cheminée, et si l'on ouvre l'orifice placé près du plafond, que ce dernier orifice, au lieu d'être une bouche d'introduction d'air neuf, deviendra ainsi une bouche d'évacuation de l'air vicié du salon qui, aspiré par cette ouverture, ira se répandre sur le toit. Dans les saisons où le feu peut être incommode, un simple bec de gaz, placé à une certaine hauteur dans la cheminée, suffira pour établir une énergique ventilation aux moyens des deux tuyaux de la cheminée ventilatrice, puisant l'air vicié : l'un, le tuyau de fumée, près du plancher; l'autre, le tuyau ventilateur, près du plafond.

Quant à l'introduction de l'air neuf, je ne dirai pas qu'elle pourrait, ici encore, se faire par des vasistas avec ouverture dirigée vers le plafond, quoique le moyen soit excellent, parce qu'on pourrait trouver trop frais l'air ainsi introduit directement de l'extérieur; mais n'avons-nous pas notre réservoir d'air dans la cage de l'escalier, et des ouvertures habilement dissimulées dans les corniches ou dans les ornements des murs, ne peuvent-elles pas en assurer l'introduction large et facile? Cet air est pur, il est déjà chauffé pendant l'hiver par le calorifère général de la maison; il est, dans les saisons intermédiaires où le calorifère ne fonctionne pas, moins frais que celui qui est directement introduit du dehors. C'est à lui qu'on doit avoir recours dans toutes les circonstances. J'avais donc raison de dire, il y a un instant, qu'avec le chauffage de l'escalier et la cheminée ventilatrice, on peut assurer le chauffage et la ventilation des diverses pièces composant une maison d'habitation de la façon la plus salubre et conformément aux règles de l'hygiène la mieux entendue.

Il serait hors de propos de vouloir entrer ici dans les détails relatifs à l'exécution des moyens à appliquer pour obtenir les résultats indiqués. Ceci regarde les architectes. Je ne puis cependant pas m'empêcher de faire observer que toutes les canalisations proposées sont fort simples; qu'aucune, celles des cheminées exceptées, ne porte sur les gros murs; que toutes se font à l'intérieur, dans les cloisons, dans la cage de l'escalier, et qu'elles doivent être aussi faciles à exécuter qu'à dissimuler, surtout si on les prévoit dans le plan primitif d'une construction.

J'ajouterai cependant que toutes ces dispositions ne doivent pas dispenser de l'ouverture réitérée des portes et des fenêtres, et que, pour les chambres à coucher surtout, ces dernières doivent toujours être largement ouvertes, toutes les fois que cela est possible et à diverses heures de la journée.

4° *Cuisines.* — Il ne peut être question du chauffage des cuisines, mais seulement de leur ventilation. On a vu que dans toutes les pièces d'une maison habitée, la ventilation doit se faire par appel, et dès lors il est à craindre que cet appel, qui va s'exercer jusqu'à l'air contenu dans la cage de l'escalier, n'attire l'air des cuisines avec toutes les odeurs dont il est imprégné. Mais d'abord la cheminée de la cuisine doit faire appel aussi de son côté, au moyen d'une hotte placée au-dessus des fourneaux. Puis, l'inconvénient en question ne peut exister que si la cuisine communique librement et largement avec une des pièces dans lesquelles fonctionne une cheminée faisant appel; mais pourvu qu'elle en soit séparée par un couloir quelconque, il suffit d'avoir aux deux extrémités de ce couloir une porte fermant en sens opposé, et suivant la direction de l'appel, pour que les émanations de la cuisine n'aillent pas jusqu'aux pièces habitées. En effet, la cheminée de la cuisine faisant appel aussi de son côté, c'est vers elle que devra se diriger de préférence la colonne d'air enfermée dans le couloir de communication. Rien n'est plus simple que le dispositif à établir pour obtenir ce résultat, qui sera favorisé par une prise d'air extérieur ouvrant dans ce couloir, entre les deux portes.

5° Je ne veux pas terminer ce que j'ai à dire des maisons d'habitation sans parler des logements des ouvriers qui, à Paris du moins, occupent les étages supérieurs des maisons, quand ils ne sont pas accumulés dans des quartiers spéciaux, où la totalité des constructions leur est consacrée. Dans le premier cas, ils profiteront aussi largement, plus largement peut-être que les autres locaux, du chauffage général du calorifère, car l'air chaud tendant à s'élever, gagnera les étages supérieurs et se répandra dans ces humbles logis, où des portes mal closes lui donneront un facile accès. Ce n'est pas, malheureusement, de longtemps qu'ils pourront avoir à bénéficier de cet avantage; nous devions cependant le prévoir et l'indiquer.

Dans les logis actuellement occupés par les ouvriers parisiens, le poêle est le mode de chauffage généralement adopté, parce qu'il est le plus économique. On se sert principalement de poêles en fonte, percés à leur face supérieure d'un ou deux trous pour la cuisson des aliments. On a dit sur l'insalubrité des poêles de fonte tout ce qu'il est possible de dire et même au delà; je crois donc inutile d'insister. Ce que je veux surtout faire remarquer, c'est que dans ces logis, si le chauffage est assuré, il l'est dans de déplorables conditions hygiéniques et le renouvellement de l'air y est chose non-seulement inconnue, mais combattue par tous les moyens possibles. Il faudrait, pour les rendre salubres, que tous ces petits logements eussent une cheminée, même quand elle ne serait pas utilisée. D'abord cela pourrait exciter les habitants à s'en servir; puis, alors même qu'ils ne s'en serviraient pas, s'ils avaient le bon esprit de ne pas la boucher à son extrémité inférieure, elle suffirait à ventiler leurs habitations, grâce à l'appel qu'y produirait le tuyau du poêle, en venant y déverser sa fumée. C'est là un point important de l'hygiène des habitations ouvrières, que l'on ne saurait trop signaler à l'attention de ceux qui construisent ces habitations, tout aussi bien que de ceux qui les occupent, car c'est le seul moyen d'obtenir à la fois l'excellente ventilation de la cheminée et le chauffage économique produit par le poêle.

II. Habitations communes.—Sous cette dénomination, nous avons rangé, on se le rappelle, tous les édifices dans lesquels un certain nombre d'individus vivent réunis : comme les *hôpitaux*, les *hospices*, les *communautés*, les *colléges*, les *casernes*, les *prisons*, etc. Il conviendrait peut-être d'y comprendre également les *grandes administrations*, *publiques* ou *privées*, qui réunissent chaque jour un certain nombre d'employés sous le même toit. Mais, comme ces individus ne sont ensemble que pendant une partie de la journée, qu'ils ne vivent pas en commun, qu'ils ont une habitation personnelle, indépendante du bureau dans lequel ils travaillent, il y a lieu de considérer ce bureau non pas comme une habitation commune, mais comme un des locaux compris au groupe suivant et dans lesquels une certaine quantité de personnes séjournent pendant plusieurs heures consécutives.

Les édifices dont nous nous occupons actuellement, sont l'unique résidence de ceux qui y séjournent : ils remplacent donc complétement pour eux l'habitation privée et il serait à désirer qu'ils pussent être établis dans les mêmes conditions de bien-être et d'hygiène. Malheureusement, cela n'est pas possible, car, d'une part, l'économie commande certains sacrifices qu'il faut savoir subir, et d'autre part, l'agglomération engendre de nouvelles causes d'insalubrité qu'il n'est pas toujours possible de faire disparaître d'une façon complète et absolue. Dans quelle mesure convient-il de sacrifier à l'économie et jusqu'à quelles limites convient-il d'assurer le bien-être des habitants de chacun de ces établissements ? c'est ce qui ne peut pas être indiqué d'une façon générale, car cela doit nécessairement varier en raison de la destination spéciale de chaque édifice. Nous allons donc envisager isolément ces édifices, pour déterminer les principales données hygiéniques d'après lesquelles le chauffage et la ventilation doivent être établis dans chacun d'eux.

1° *Hôpitaux.* — C'est surtout à propos de ces établissements que la question du chauffage et de la ventilation a été le plus discutée depuis plusieurs années, et ce sont eux qui ont été le sujet des expériences les plus suivies et les plus coûteuses. Les résultats de ces expériences ont été consignés dans de nombreux mémoires, dont plusieurs ont été publiés par les *Annales d'hygiène* ; des discussions retentissantes, dont chacun a gardé le souvenir, ont permis d'apprécier la valeur comparative des divers systèmes essayés ou préconisés ; moi-même j'ai, dans un travail, auquel il a déjà été fait allusion (1), cherché à déterminer les conditions dans lesquelles il convient d'établir le chauffage et le renouvellement de l'air des salles de malades dans les hôpitaux ;

(1) Gallard, *Aération, ventilation et chauffage des salles de malades dans les hôpitaux*. Paris, 1865.

il serait donc inopportun de revenir aujourd'hui, avec de trop grands détails, sur cette question, qui, si elle ne doit pas être considérée comme complétement épuisée, demanderait, pour être traitée à fond, des développements dans lesquels les limites de cet article ne nous permettent pas d'entrer. Du reste, une étude persistante et non interrompue du sujet a affermi, loin de les ébranler, les opinions que je professais en 1865, et je n'ai trouvé dans les publications parues depuis cette époque aucun fait nouveau, susceptible de modifier ma manière de voir relativement à ces deux points capitaux : la cheminée, d'une part, et la fenêtre, de l'autre, doivent être considérées comme les deux bases essentielles de tout système de chauffage et de ventilation, appliqué aux salles de malades des hôpitaux. Ce n'est pas que certaines objections n'aient été produites, mais elles sont pour la plupart le résultat d'un malentendu, et je puis citer comme exemple le passage suivant, que j'extrais du livre du général Morin (1).

« On croit généralement qu'il suffit toujours d'ouvrir les fenêtres d'une vaste salle pour y produire le renouvellement complet de l'air, et un grand nombre de médecins pensent que, dans les hôpitaux, l'ouverture d'un certain nombre de fenêtres, placées sur les deux faces opposées, conduit à ce résultat. *Cela n'est pas aussi exact qu'on le suppose*, et l'été, quand le temps est calme, et qu'il n'y a pas de vent, il arrive souvent que l'ouverture de cinq ou six fenêtres opposées, sur chaque face d'une grande salle de réunion, d'un hangar, d'une gare, d'un manége, ne déterminent qu'un renouvellement très-imparfait de l'air et n'empêchent nullement une élévation anormale de la température. »

Le savant directeur du Conservatoire sait, en effet, mieux

(1) Morin, *Manuel pratique, etc.*, p. 43.

que personne que, dans les circonstances prévues ici, l'élévation de la température, dont il se plaint, dépend non de l'absence de renouvellement de l'air, mais du rayonnement de la chaleur du toit, dont on n'est séparé par aucun espace intermédiaire et qui, le plus souvent garni de vitraux, laisse passer avec la plus grande facilité les rayons solaires. Il en résulte que sa remarque, vraie en ce qui concerne un hangar, ne l'est plus lorsqu'il s'agit d'une salle de malades, surmontée de plusieurs étages, ou tout au moins d un grenier. Au surplus, on n'a jamais conseillé d'abandonner la ventilation tout entière d'un hôpital aux fenêtres seules, et, si ces ouvertures ont paru quelquefois suffisantes pour assurer largement l'introduction de l'air nouveau, on a toujours jugé utile de leur associer l'action des cheminées pour obtenir l'évacuation de l'air vicié, évacuation à laquelle cependant nul ne contestera qu'elles peuvent contribuer pour une large part.

Or, l'action des cheminées est si efficace que le général Morin la proclame lui-même en termes auxquels nous ne croyons devoir rien ajouter. « La ventilation par aspiration au moyen de foyers et de cheminées se prête, dit-il, dans la plupart des cas à toutes les dispositions exigées par les proportions et la distribution des salles. Elle se rapproche autant qu'on peut le désirer de l'aération ordinaire et naturelle des chambres et des appartements, elle permet de faire varier le volume et la température de l'air affluent selon les besoins. Elle n'exige que l'établissement peu dispendieux de foyers avec leurs cheminées et de conduits ou canaux, qui, une fois établis, coûtent peu d'entretien. Elle ne demande d'autres soins que l'alimentation régulière des foyers, dont tout manœuvre peut être chargé (1). »

(1) Morin, *Manuel pratique*, p. 35.

Que pourrions-nous dire de mieux à l'appui d'une telle autorité? ne juge-t-elle pas la question en faveur de la solution que nous avons proposée? Voyons donc, en peu de mots, quelle est cette solution.

En premier lieu, j'estime qu'avant de s'occuper d'enlever l'air vicié des salles de malades et de le remplacer par de l'air pur, il est essentiel de recourir aux moyens qui peuvent permettre d'éviter ou de diminuer sa viciation.

Il n'en est pas de plus efficace que d'avoir des lieux de réunion pour les malades non alités, et de défendre, à moins de prescription contraire du médecin, à tous ceux qui se lèvent, de séjourner dans les dortoirs et d'y prendre leurs repas; de cette façon, les malades condamnés à garder le lit jouiront d'un air plus pur et d'un repos qui, dans les conditions actuelles, leur est rarement accordé. Les salles qui serviront, le jour, de lieu de réunion aux malades valides, pourront être mises la nuit en communication avec les dortoirs, et contribuer ainsi à augmenter la capacité de ces derniers.

Malgré toutes ces précautions, l'air des salles finira certainement par se vicier plus ou moins vite, et il faudra toujours en arriver à l'évacuer pour le remplacer par l'air neuf. Comment s'y prendra-t-on? Avant tout, on aura recours à l'ouverture des fenêtres. Une salle de malades ne doit, pour être parfaitement saine, renfermer que deux rangées de lits, et elle doit avoir des fenêtres sur les deux murs opposés. Il serait même à désirer que, sans égard pour la symétrie et pour le bon effet du coup d'œil, au lieu de placer les fenêtres en face les unes des autres, on les fît alterner en ouvrant les fenêtres d'un côté en face du trumeau du côté opposé. L'ouverture de ces fenêtres, qui serviront à la fois de voie d'introduction et de voie d'évacuation, procurera une ventilation énergique et puissante (la ventilation des Anglais, dénommée, par

M. Blondel, ventilation *par bourrasques*), qui aura pour effet de renouveler en quelques minutes tout l'air d'une salle. Elle est moins nuisible qu'on ne s'est plu à le supposer. Son action est assez rapide pour que les malades n'aient pas à souffrir, même au cœur de l'hiver, de l'abaissement de température qu'elle occasionne, et l'on peut, sans inconvénient, y recourir plusieurs fois par jour, en toutes saisons.

Cette ventilation naturelle offre l'àvantage, énorme à mon avis, de rester à la disposition des surveillants des salles et de pouvoir, par conséquent, être rendue plus énergique ou diminuée d'après les ordres du médecin, ce qui n'a pas lieu avec les systèmes, quels qu'ils soient, de ventilation artificielle.

Toutefois, si efficace que puisse être l'ouverture bien ordonnée des fenêtres, on doit reconnaître qu'elle ne peut constituer à elle seule un système complet de ventilation, quoiqu'elle en soit la base essentielle. Mais il est possible de faire intervenir concurremment une série de moyens accessoires indiqués déjà pour la plupart par M. Husson dans son *Étude sur les hôpitaux* (1), et développés par lui avec plus de détails dans des notes inédites qu'il a eu la bonté de mettre à ma disposition avec une complaisance dont je suis heureux de pouvoir le remercier. La disposition des fenêtres occupe un rang important dans cette série de moyens ; elles peuvent être fractionnées par parties s'ouvrant indépendamment les unes des autres, ce qui permet de faire arriver l'air du dehors à diverses hauteurs dans les salles, suivant les besoins. On peut ouvrir la partie supérieure seule de ces fenêtres en forme de vasistas, et de façon que le courant d'air froid soit dirigé d'abord vers le plafond et ne descende près des malades qu'après avoir été échauffé par son séjour dans la salle. On peut enfin établir,

(1) Husson, *Étude sur les hôpitaux*. Paris, 1863.

en sus des fenêtres, des ouvertures spéciales qui, suivant la direction du vent, pourront servir indifféremment, soit à l'introduction de l'air neuf, soit à la sortie de l'air vicié. La forme, la direction et les dimensions qu'il est possible de donner à ces ouvertures ont été parfaitement décrites dans les rapports de la commission anglaise chargée d'indiquer les mesures à prendre pour l'assainissement des hôpitaux et des casernes.

Enfin, quel que soit le système de chauffage employé, il pourra être utilisé pour l'évacuation de l'air vicié, et M. Husson insiste avec soin sur le parti que l'on peut tirer pour produire cette évacuation, pendant l'été, de la chaleur perdue du fourneau d'office ou du réservoir d'eau chaude de chaque salle. Dans de récentes constructions faites à l'hôpital Cochin et à la Pitié, M. Ser a montré avec beaucoup de succès quel parti un ingénieur habile peut tirer, à l'occasion, de ces moyens accessoires d'évacuation de l'air vicié.

Mais ce ne sont là que des moyens accessoires et le principal, l'essentiel, celui qui doit toujours fonctionner, surtout lorsque les fenêtres sont fermées, c'est la cheminée. La cheminée peut évacuer 1400 mètres cubes d'air par heure et par kilogramme de houille brûlée, et cela suffit pour assurer largement la ventilation dans une salle de malades, alors même qu'elle renfermerait 28 ou 30 lits, car je n'admets pas la nécessité de ces ventilations à outrance qui font tourbillonner de 80 à 100 mètres cubes d'air par heure autour du lit de chaque malade.

On objecte que la cheminée ne fonctionne pas en toute saison, puis, que si elle suffit pour la ventilation, elle sera loin d'être suffisante pour le chauffage en hiver. A cela j'ai déjà répondu, d'abord en établissant que la chaleur lumineuse est indispensable au bon entretien de la santé, c'est pourquoi celle qui émane du foyer de l'âtre doit être nécessairement fournie aux malades des hôpitaux. Puis, en tenant compte de la susceptibilité particulière des malades et des valétudinaires à ressentir les moindres impressions du froid, j'ai demandé si, dans nos climats et avec les brusques variations de température auxquelles nous sommes exposés, on pourrait citer beaucoup de journées et surtout de nuits pendant lesquelles la chaleur du foyer ne serait pas, à un certain moment, recherchée par les malades, ou même par les convalescents ; et j'ai trouvé un accord unanime pour reconnaître que le feu de la cheminée ne leur sera jamais incommode, particulièrement si l'on a soin de laisser les fenêtres ouvertes.

Dans les saisons froides, j'en conviens, tout en fonctionnant de manière à procurer aux malades la *chaleur lumineuse* de leur foyer, et à favoriser en même temps l'assainissement des salles par l'évacuation de l'air vicié, les cheminées pourront ne pas suffire pour chauffer convenablement tout un hôpital, et l'on n'obtiendrait d'elles un chauffage suffisant qu'avec des dépenses considérables. Mais qui est-ce qui empêche de leur associer alors un autre système de chauffage plus économique ? Un calorifère distribuant une chaleur uniforme dans toutes les pièces de l'établissement, escaliers et couloirs compris ?

Comme dans les salles de malades, la température doit être de 15 à 16 degrés environ, on pourrait demander au calorifère de fournir 10 degrés uniformément par tout l'hôpital, et ne charger les cheminées que des 5 ou 6 degrés supplémentaires. Les couloirs et les salles réunion de jour étant largement aérés, en même temps que chauffés, il n'y aurait aucun inconvénient à laisser pénétrer dans les dortoirs l'air qui y aurait séjourné. Ils pourraient donc être considérés comme des chambres d'introduction dans lesquelles l'air froid, venu du dehors pendant l'hiver, commencerait à s'échauffer avant de pénétrer dans les salles.

Cet air ayant alors une température d'environ 10 degrés, le courant produit par l'appel du foyer ne serait pas froid, et ainsi disparaîtrait un des inconvénients reprochés au chauffage par les cheminées. Car nous n'avons pas la prétention de supprimer complétement les courants d'air dans les salles; tout ce que nous pouvons désirer, c'est que ces courants d'air ne soient pas incommodes pour les malades, et c'est pour cela que nous demandons que les prises d'air soient disposées de façon à permettre au courant de se diriger vers le foyer, en passant autant que possible au-dessus et au-dessous des lits. Nous voudrions aussi faire arriver quelques-uns de ces courants dans les angles des salles, aussi bien près du plafond qu'à proximité du plancher, d'abord parce qu'ils pourraient s'y briser et perdre une partie de leur intensité, avant d'être refoulés dans le centre de la pièce, puis parce qu'il est surtout essentiel de ventiler ces angles dans lesquels l'air vicié stagne d'habitude et où les miasmes viennent s'accumuler de préférence.

Ce serait, comme on voit, appliquer à l'hôpital, sauf de très-légères modifications, le système général de ventilation et de chauffage auquel nous avons donné la préférence pour les habitations privées. Il y a cependant une différence essentielle à établir. Pour les maisons particulières, nous avons accepté le calorifère à air chaud, comme moyen de chauffer la masse d'air contenue dans la cage de l'escalier ou les couloirs et que nous considérons comme la réserve destinée à assurer le renouvellement de l'air dans les pièces habitées, qui sont chauffées elles-mêmes par des cheminées. Dans les hôpitaux, le calorifère doit chauffer non-seulement les couloirs et les cages d'escalier, mais encore et surtout les salles de réunion où s'assemblent les malades valides pendant la journée, et nous avons indiqué plus haut quelques-uns des inconvénients inhérents au chauffage par les calorifères à air chaud (1). C'est pourquoi nous pensons qu'il vaut mieux adopter, soit le chauffage à l'eau chaude, soit le chauffage à la vapeur, soit un système mixte dans lequel la vapeur va, en se condensant, élever la température d'une masse d'eau qui sert ensuite à distribuer le calorique, par rayonnement des surfaces chauffées.

Quant au choix à faire en faveur de l'un ou de l'autre de ces trois systèmes, comme il n'est plus du ressort de l'hygiène, il doit être dicté par des considérations purement économiques, et je ne crois pas avoir à m'en occuper. Cependant je ne puis me dispenser de faire remarquer que si les calorifères à la vapeur ont l'inconvénient de se refroidir trop vite, les calorifères à eau chaude ont l'inconvénient de s'échauffer beaucoup trop lentement, tandis que le système mixte, à eau chauffée par la vapeur, donne rapidement une température suffisante, qui peut être conservée pendant un certain temps après la cessation du chauffage. C'est là un avantage qui milite en faveur de ce système mixte, et cet avantage n'est pas le seul qui doive attirer sur lui l'attention des constructeurs.

2° *Hospices.* — Ce qui vient d'être dit des hôpitaux s'applique parfaitement aux hospices et maisons de retraite, mais avec cette variante que dans ces derniers établissements, le dortoir ne devant pas être habité pendant le jour, on peut se dispenser d'y installer des cheminées. On aura, en effet, la ressource de pouvoir laisser les fenêtres ouvertes une grande partie de la journée, ce qui est un puissant élément de salubrité ; mais cela ne suffira pas, et si, durant la belle saison, on peut espérer que ces mêmes fenêtres ou les vasistas placés à leur partie supé-

(1) Inconvénients que M. Robillard a parfaitement fait ressortir dans deux rapports sur les appareils de ventilation et de chauffage employés à l'hôpital militaire de Vincennes (voyez *Recueil des mém. de méd. chir. et pharm. militaires,* 1868).

rieure seront ouverts pendant la nuit, il faut songer que tout ce qu'il est possible de fermer sera hermétiquement clos toutes les nuits d'hiver. On devra donc se préoccuper d'établir : 1° quelques gaînes d'évacuation pour la sortie de l'air vicié ; 2° quelques bouches de chaleur pour permettre d'obtenir une température suffisante, sans que cependant il soit nécessaire d'arriver à la température qui est exigée pour les salles de malades dans les hôpitaux. La chaleur sera fournie par le calorifère général de l'établissement qui sera, comme celui des hôpitaux, un calorifère à air ou à vapeur. Quant à la ventilation, elle aura lieu par appel et il suffira, pour obtenir cet appel dans des conditions satisfaisantes, soit de mettre les gaînes d'évacuation en communication avec une cheminée, celle du calorifère ou celle de la cuisine; soit de placer à leur partie inférieure un bec de gaz, qui servira en même temps à éclairer le dortoir. Un calorifère général chauffera toute la maison pendant le jour, et son effet devra, comme nous venons de le dire, être prolongé pendant la nuit pour les dortoirs. Ce calorifère suffira-t-il et devra-t-on songer à priver complétement les habitants d'un hospice de l'action bienfaisante de la chaleur lumineuse, émise par le rayonnement de la cheminée? A mon avis, il vaudrait mieux ne pas leur imposer cette privation, et je conseillerais d'établir des cheminées dans une au moins des salles de réunion, dans la bibliothèque, par exemple (1). Quant à l'infirmerie, elle doit être chauffée et ventilée absolument de la même façon que les salles de malades des hôpitaux. Il faut cependant établir une exception pour les asiles d'aliénés, dans lesquels il importe que le feu découvert ne reste jamais à la portée des malades.

(1) Beaucoup d'hospices manquent encore de bibliothèques, mais le moment ne peut tarder d'arriver où chacun de ces établissements en sera pourvu.

3° *Casernes.* — Les individus qui habitent les casernes sont des hommes valides, forts et vigoureux; ils n'y séjournent que fort peu de temps pendant la journée, et la nuit ils sont assez couverts pour ne pas avoir sérieusement à redouter l'influence du froid. La question du chauffage pourrait donc être considérée comme tout à fait secondaire pour eux, si, comme le fait fort judicieusement remarquer le général Morin, ils n'étaient souvent exposés à rentrer, par les temps froids, avec des habits complétement mouillés. Dans ces conditions, la chaleur fournie par la bouche d'un calorifère ne suffit plus et il faut de toute nécessité le rayonnement actif soit d'un poêle, soit d'une cheminée. La cheminée est certainement préférable, car elle a l'avantage d'entraîner au dehors la vapeur d'eau et toutes les autres émanations provenant tant des habits que de la surface du corps des soldats mouillés, émanations qui séjourneraient dans la chambre si le séchage avait lieu auprès d'un poêle. C'est pour les casernes que Douglas Galton a imaginé la cheminée ventilatrice dont il a été parlé précédemment, et c'est là, en effet, qu'elle peut être le plus efficacement utilisée. Sa place est marquée non-seulement dans les chambrées de soldats, mais aussi et par-dessus tout dans les corps de garde, où il suffirait de l'introduire pour changer cette atmosphère épaisse, lourde, méphitique et imprégnée d'une odeur nauséabonde que l'on doit au poêle traditionnel.

Après avoir fait la part du chauffage, qui, tout en étant l'accessoire, a cependant bien son degré d'importance dans les casernes, il reste à s'occuper de la ventilation, qui est le fait capital. La cheminée dont nous venons de parler, ne peut assurer cette ventilation d'une façon permanente, parce qu'elle ne doit pas rester constamment allumée. Un de ses grands avantages est même, au point de vue économique, de produire assez rapidement un effet satisfaisant pour ne pas exiger un chauffage continu, sans une absolue nécessité. Il faudrait donc pouvoir recourir à l'ouverture des fenêtres au moins pendant le jour, mais c'est là ce qu'il est difficile d'obtenir, parce qu'il reste toujours un certain nombre de soldats dans les chambres, et que ces soldats ferment non-seulement toutes les fenêtres et les vasistas, mais même oblitèrent, quand ils le peuvent, toutes les fissures destinées à donner accès à l'air extérieur. Il ne reste d'autre ressource que d'ouvrir ces prises d'air hors de leur portée, aussi près que possible du plafond. On a conseillé de les diriger obliquement vers le plafond pour que le courant d'air froid n'arrive pas directement sur les hommes, ou de donner la forme d'un Z à la section du conduit de prise d'air qui traverse les murailles, afin de briser le courant d'air pour éviter qu'il ne pénètre avec trop de violence à l'intérieur; enfin de les munir de registres dont la manœuvre se ferait extérieurement, sous la surveillance de l'adjudant de service. Toutes ces mesures sont excellentes et l'entrée de l'air peut être ainsi parfaitement assurée. Quant à sa sortie, lorsque la cheminée ne fonctionnera pas, elle se fera à l'aide de gaînes d'évacuation mises en contact avec les cheminées des cuisines placées aux étages inférieurs.

3° *Communautés, lycées, colléges, pensions, écoles.* — Des édifices dont nous nous sommes occupé jusqu'à ce moment, les uns, les hôpitaux et les hospices, exigent l'installation d'un calorifère général qui ne dispense pas de foyers spéciaux pour certaines pièces; les autres, les casernes, permettent de se passer de ce calorifère général et ne nécessitent d'autre installation que celle d'un petit nombre de foyers isolés. Nous arrivons maintenant à une série d'établissements à propos desquels on s'attend sans doute à nous voir discuter la question de savoir ce qu'il faut préférer d'un calorifère général ou de foyers isolés, sans penser que nous puissions arriver à recommander simultanément le calorifère et les foyers isolés, comme nous l'avons fait pour les hôpitaux. Telle serait cependant la conclusion à laquelle il faudrait arriver, si l'on tenait à réaliser, comme il est désirable, le chauffage et la ventilation des colléges dans des conditions de salubrité parfaite.

Je ne parle pas d'une façon spéciale des communautés religieuses ou autres, parce que, suivant la plus ou moins grande sévérité de la règle qui les régit, elles peuvent être assimilées soit aux casernes, soit aux lycées, en ce qui concerne le degré de bien-être qu'il convient d'assurer à leurs habitants.

Quant aux lycées qui, placés non-seulement sous la surveillance, mais même sous la direction de l'Etat, servent pendant de longues années d'habitation, pour ainsi dire unique, à des enfants, à des adolescents dont le corps a besoin de se développer en même temps que l'intelligence, il est nécessaire, indispensable qu'ils présentent des conditions de bien-être et de comfort hygiénique au moins égales, sinon supérieures, à celles que ces enfants avaient dans leurs familles. Or, nous avons établi, en commençant ce travail, que la chaleur lumineuse fournie par le foyer de l'âtre est une chose avantageuse (je ne dis pas absolument essentielle) pour le bon entretien de la santé; il y aurait donc inconvénient à en priver ces enfants dont les familles ne se séparent, en s'imposant de lourds sacrifices, qu'à la condition d'être assurées que rien ne manquera à leur bien-être. D'où cette première conclusion, qu'il faut avoir dans un lycée un certain nombre de foyers à feu découvert. Veut-on en placer dans toutes les pièces, depuis le dortoir et le réfectoire jusqu'à la salle de récréation, en comprenant les classes et les salles d'étude? A cela je ne ferais pas d'objection au point de vue de l'hygiène, mais je dirais que l'on va faire une dépense excessive, sans utilité démontrée. En effet, si le foyer lumineux d'une cheminée est avantageux, ce sera surtout dans les salles d'études, où les collégiens séjournent environ huit heures par jour; c'est là que des cheminées ventilatrices seront nécessaires pour procurer une chaleur agréable tout en assurant un renouvellement suffisant de l'air; c'est là que je conseillerai surtout de les placer, parce que les salles d'études sont le véritable cabinet de travail du collégien et qu'elles doivent réunir les mêmes conditions de salubrité que les cabinets ou les salons des maisons particulières. Je ne les crois pas indispensables dans les classes, où le séjour n'est que de quatre heures par jour en deux séances de deux heures chacune, séparées par un intervalle assez long, pendant lequel on peut ouvrir les fenêtres, alors même que l'on aurait un autre système de ventilation à sa disposition. Les classes sont, du reste, occupées par les externes en même temps que par les pensionnaires; l'espace cubique qui y est réservé à chacun est plus restreint que celui qu'ils occupent dans les études. Enfin, le nombre des classes est plus considérable que celui des études, et si la cheminée doit être une cause de surcroît de dépense, il vaut mieux, si l'on veut la faire accepter, en restreindre l'emploi au strict nécessaire que de l'étendre sans motif. A plus forte raison serait-elle déplacée dans les réfectoires et dans les dortoirs. Ce qui est certainement préférable, c'est un calorifère général qui chauffe tous ces locaux. Suivant le moment de la journée, on dirigera le calorique soit vers les classes, soit vers les réfectoires, soit vers les salles de récréation, soit vers les dortoirs, où il ne faut le faire arriver qu'en minime quantité, mais à proximité desquels doivent se trouver des lavabos, qui ont besoin d'être plus largement chauffés. Il n'est pas jusqu'aux salles d'études qui ne puissent profiter aussi de la chaleur du calorifère, en sus des cheminées dont elles doivent être munies, ces cheminées ne servant, comme celles placées dans les salles de malades des hôpitaux, qu'à compléter le degré de chaleur voulu, tout en activant la ventilation.

Le calorifère général qui serait installé dans un lycée dont les salles d'études seraient pourvues de cheminées ventilatrices, comme il vient d'être dit, devrait être, ainsi que ceux des hôpitaux et hospices, un calorifère à eau chaude ou à vapeur d'eau. Ces calorifères sont plus coûteux que ceux à air chaud, mais ils donnent une température plus uniforme, plus constante; ils peuvent fonctionner d'une façon continue, ce qui est très-avantageux au point de vue de la ventilation; enfin ils n'altèrent en aucune façon la pureté de l'air qu'ils échauffent, et nulle part cette pureté de l'air, élément essentiel de la santé, ne doit être plus respectée que dans les lieux consacrés à l'habitation de la jeunesse. La ventilation d'un lycée peut s'obtenir à peu de frais, si l'on a soin de pratiquer dans chaque pièce des ouvertures d'évacuation dont les gaînes seront mises en communication soit avec les tuyaux du calorifère, soit avec les cheminées ventilatrices des salles d'étude, qui y détermineront l'appel de l'air vicié. Cette disposition sera indispensable surtout pour les dortoirs.

On s'est demandé si l'on ne pourrait pas, à la rigueur, se dispenser d'un calorifère général en conservant dans les classes, les salles de récréation et les réfectoires, des poêles qui, s'ils ne constituent pas un chauffage parfaitement salubre, n'offrent cependant pas tous les dangers dont on les a accusés et n'ont pas plus d'inconvénients que les calorifères à air chaud. Ce ne serait certainement pas une économie, car les poêles seuls n'assureraient pas le renouvellement de l'air. En outre il faudrait établir et des ouvertures pour l'entrée de l'air neuf qui arriverait complétement froid, et des gaînes pour la sortie de l'air vicié. La dépense de premier établissement de cette ventilation imparfaite serait presque aussi coûteuse que si l'on construisait, en même temps, un calorifère dont l'entretien n'occasionnerait pas ensuite de plus grands frais.

Les résultats des observations faites par le général Morin, dans le bâtiment de l'école primaire de la rue des Petits-Hôtels, à Paris, sur les effets du chauffage et de la ventilation, ont conduit à cette conséquence importante, qu'avec des calorifères bien construits et un système de ventilation bien disposé, on peut chauffer convenablement et ventiler les salles d'écoles à raison de 10 mètres cubes au moins par heure et par élève, avec une quantité de combustible au plus égale à celle que l'on consomme aujourd'hui pour le chauffage insalubre que fournissent les poêles en fonte en usage dans la plupart des écoles (1).

Enfin, les dortoirs, qu'il ne convient pas de chauffer avec des poêles, peuvent profiter du chauffage par le calorifère à eau chaude ou à vapeur, et être ventilés par appel, soit à l'aide du calorifère, soit au moyen des cheminées ventilatrices des salles d'études, en employant un dispositif tout semblable à celui qui a été décrit aux habitations privées, lorsque nous avons indiqué la manière de se servir de la cheminée du salon pour ventiler la salle à manger. L'action de ces cheminées aspirant l'air vicié des dortoirs aurait son effet utile pendant presque toute la nuit, parce que les salles d'études étant chauffées jusqu'à l'heure du coucher et dès les premiers instants qui suivent le lever, leurs cheminées ont à peine le temps de se refroidir dans l'intervalle. Quant à la ventilation d'été, les fenêtres, les vasistas, et au besoin des ouvertures analogues à celles dont nous avons parlé à propos des casernes, suffisent pour l'assurer.

Dans quelques colléges, et surtout dans un plus grand nombre d'institutions particulières, chaque élève a sa

(1) Morin, *Manuel pratique*, p. 61.

chambre; alors il importe de transporter dans chacune de ces petites chambres la cheminée que nous avions réservée pour les salles d'étude. En même temps, il faudra ménager une ouverture permanente sur le couloir, qui doit être fermé lui-même à chacune de ses extrémités et chauffé par le calorifère général de la maison. Une bouche de calorifère ne nous semblerait pas suffisante pour une telle chambre et un poêle y serait dangereux. Au surplus, la chambre d'un élève, au collége ou dans une pension, ne doit pas être assimilée à la cellule d'un prisonnier, mais bien à la chambre à coucher d'une maison d'habitation privée, et elle doit réunir absolument les mêmes conditions d'hygiène que cette dernière.

5° Les *prisons* exigent une installation toute particulière, et à propos de ces établissements se présentent quelques-uns des problèmes les plus difficiles à résoudre dans la pratique. En effet, les sentiments d'humanité, qui sont l'honneur de notre siècle, s'opposent à ce que, sous aucune forme, il soit imposé une souffrance quelconque, même à un criminel, à plus forte raison à un détenu sur le compte duquel la justice n'a pas encore prononcé. Or, quelle souffrance plus pénible que de le plonger, comme on le faisait autrefois, dans un cachot humide et malsain, où croupissait un air impur à peine renouvelé et où il était, suivant la saison, exposé à tous les excès d'une température tantôt chaude, tantôt froide. Aujourd'hui la société, quand elle se voit forcée d'aliéner la liberté d'un de ses membres, s'impose la tâche de ne pas altérer sa santé, et cherche à le placer dans les conditions de salubrité les plus susceptibles de concorder avec les mesures d'ordre public qui ont nécessité son incarcération et qui doivent en assurer le maintien.

Les logements des prisonniers sont donc maintenant secs et éclairés, et l'on cherche à y distribuer, autant que possible, l'air pur avec le calorique. On comprend que les mesures d'ordre public, dont nous parlions à l'instant, s'opposent à ce que les détenus aient à leur disposition un feu de cheminée; dès lors la privation du rayon calorique lumineux est une conséquence forcée de leur séquestration. Les mêmes raisons s'opposent, dans une certaine limite, à ce que les moyens de chauffage quelconque soient directement mis à leur entière disposition, aussi est-il indiqué de placer hors de leur portée soit les bouches de chaleur, soit les tuyaux qui distribuent le calorique. Dès lors la meilleure manière de chauffer les chambres et les cellules des prisonniers sera de chauffer d'une façon quelconque le couloir dans lequel s'ouvrent les cellules, en établissant une communication large et facile entre ce couloir et chaque cellule. Un judas grillé qui s'ouvrirait et se fermerait à volonté, au moyen d'un panneau à coulisse, serait le meilleur moyen de communication. Par cette ouverture, la cellule du prisonnier recevrait l'air chaud et il lui serait loisible d'en supprimer ou d'en modérer l'accès suivant ses besoins. La fenêtre, s'ouvrant également à volonté, pourrait lui donner l'air froid dans la proportion qu'il désirerait. Mais il ne suffit pas de faire arriver l'air neuf, chaud ou froid, il reste à évacuer l'air vicié. A la prison Mazas, on fait sortir l'air vicié en l'aspirant par le tuyau de descente de la latrine, placée dans chaque cellule. Ce mode d'évacuation n'est pas sans inconvénient; il expose à des rentrées d'air quand on ouvre la fenêtre, et alors le courant s'établissant en sens contraire, rapporte, d'abord dans la cellule, puis dans le reste de la prison, un air sensiblement altéré par son passage à travers les tuyaux destinés exclusivement à son extraction. On a cherché à remédier à cet inconvénient, en recommandant aux prisonniers de fermer le siége des latrines avant d'ouvrir la fenêtre. Mais ont-ils toujours cette précaution?

Il vaudrait infiniment mieux avoir des conduits de latrines fermés hermétiquement, et largement balayés par un fort courant d'eau, comme ceux qui, depuis quelques années, sont installés dans plusieurs des hôpitaux de Paris, et, après s'être ainsi mis à l'abri contre l'appel qui pourrait être exercé sur les tuyaux des fosses d'aisances, établir les gaînes d'évacuation de l'air vicié, près du plafond, aux quatre angles de la cellule, et hors de la portée du prisonnier. Toutes ces gaînes se réuniraient au centre d'une cheminée d'appel. On pourrait ainsi, en ne tenant compte que de la question d'économie, avoir une cheminée unique pour toute la maison et alors l'appel se ferait en contre-bas, ou une cheminée distincte pour chaque corps de bâtiment, alors l'appel se ferait en contre-haut, car dans les deux cas, le renouvellement de l'air peut être assuré dans des proportions largement suffisantes. Ce mode de ventilation est aussi facilement applicable aux chambres communes qu'aux cellules isolées. L'été, l'air neuf peut être pris dans les couloirs, dont les fenêtres resteront ouvertes. L'hiver, cet air sera ou chauffé directement dans les couloirs, ou apporté chaud par les bouches d'un calorifère. On pourrait même faciliter son arrivée en le refoulant à l'aide d'un propulseur quelconque jusque dans le couloir ; mais alors les portes et les fenêtres de ce couloir devraient être exactement fermées.

Il nous reste maintenant à déterminer à quel système de calorifère on devra donner la préférence. Ici comme dans tous les édifices destinés à l'habitation continue de l'homme et où la ventilation ne peut être activée par le feu d'une cheminée, c'est aux calorifères à eau ou à vapeur qu'il faut avoir recours, en se laissant guider dans le choix à faire, tant par les facilités d'installation que par la question de dépense résultant et de la pose des appareils et de leur fonctionnement ultérieur. A la prison Mazas, qui possède un système de chauffage mixte par l'eau et la vapeur, les tuyaux d'eau chaude parcourent les couloirs dans toute leur longueur, placés dans des gaînes à l'intérieur desquelles l'air s'échauffe à leur contact. La température est maintenue uniforme d'un bout à l'autre de chaque galerie par la précaution que l'on a eue de faire cheminer côte à côte le tuyau ascendant d'eau chaude et le tuyau descendant qui ramène l'eau, en partie refroidie. De cette façon, la température moyenne, fournie par ces deux tuyaux accolés, est exactement la même, à quelque point de leur parcours qu'on les examine, et cette température moyenne est égale à celle du point vers lequel le tuyau ascendant se recourbe pour devenir descendant.

6° Dans les *grandes administrations*, il est, comme dans toutes les habitations communes, indispensable d'avoir un double système de chauffage.

En premier lieu, un calorifère général pour tout l'édifice, et il est d'autant plus indispensable ici que les couloirs, les antichambres, les salles d'attente, reçoivent un grand nombre d'individus et que des allées et venues continuelles y assurent de fréquentes rentrées d'air venu de l'extérieur.

En second lieu, une cheminée dans chaque pièce séparée, pour compléter le chauffage de ces pièces et en assurer la ventilation.

Ici donc, rien qui diffère de ce que nous avons adopté pour les maisons d'habitation, et nous n'avons plus aucune des raisons invoquées dans les chapitres précédents pour exclure le calorifère à air chaud. Cependant il est un point spécial sur lequel je crois devoir attirer l'attention. Dans un grand nombre de ces administrations, principalement dans celles où se fait un certain mouvement de fonds, l'habitude est depuis longtemps consacrée de tenir les employés éloignés du public, au moyen d'une séparation effective.

Pendant longtemps, une simple grille, un treillage à claire-voie constituait cette séparation, qui était rendue plus complète au moyen d'un rideau opaque. Plus tard, on a remplacé la grille par un vitrage, et à cela il n'y avait pas grand inconvénient, lorsque le vitrage ne s'élevait pas jusqu'au plafond; mais depuis quelque temps l'habitude paraît devoir se généraliser de remplacer ces grillages à jour, ou ces cloisons vitrées incomplètes, par une cloison véritable, un mur percé seulement d'un guichet, à travers lequel l'employé, retiré dans son bureau, communique avec le public situé de l'autre côté. Il n'est pas douteux que cela est infiniment plus commode pour l'employé, qui peut en fermant son guichet se livrer à un doux *farniente*, recevoir des visites, ou lire son journal pendant que le bon public s'impatiente de l'autre côté de la cloison. Mais, comme il ne paraît pas que les choses doivent être disposées de façon à permettre aux employés de fumer leur cigare dans la plus grande quiétude possible, et comme, au contraire, on doit supposer que le guichet de communication doit rester plus habituellement ouvert que fermé, il y a un inconvénient énorme à le placer dans un mur plein, par cette raison que le bureau, se trouvant ainsi forcément séparé de la pièce livrée au public, ne profitera pas du chauffage de cette dernière. Il faudra donc établir dans ce bureau une cheminée, laquelle faisant appel déterminera un courant d'air rapide et désagréable par le guichet, chaque fois que ce dernier sera ouvert. Ce courant d'air, perpétuel et très-actif, sera nuisible pour l'employé, au point de vue de sa santé comme au point de vue de son travail, car il est assez énergique pour attirer dans le feu tous les papiers placés sur la tablette; j'en ai vu des exemples.

On ferait donc bien, toutes les fois que des employés devront être mis en communication avec le public au moyen d'un guichet, d'installer leurs bureaux dans la salle même où le public est admis, en ne les en séparant que par une cloison grillée, ou par une cloison incomplète, qui ne fasse pas de ce bureau et de la salle publique deux pièces séparées. En disposant les bureaux des employés comme il vient d'être dit, on pourra se dispenser d'y installer une cheminée, il sera même préférable qu'ils n'en aient pas et qu'ils profitent tant du chauffage que de la ventilation de la salle commune.

Le chauffage sera fourni par le calorifère général de la maison, et la ventilation sera très-facile à établir, si surtout la pièce réservée au public est, comme cela arrive souvent, recouverte d'un toit vitré. Dans ce cas, il suffit de laisser un certain espace vide entre deux rangées de vitraux qui s'imbriquent l'une sur l'autre de façon à s'opposer à la pénétration de l'eau de pluie. Cet espace pourrait être garni de lames de persiennes ou de panneaux mobiles. Si le plafond est plein, on peut placer, aux angles, des cheminées d'évacuation dont l'action serait au besoin activée au moyen d'un bec de gaz, mais qui fonctionnent parfaitement sans cela. J'ai vu une vaste pièce, où travaillent de nombreux employés, être complétement assainie par l'installation, faite d'après mes conseils, de quatre gaînes en tôle, placées aux quatre coins et servant à l'évacuation de l'air vicié, sans aucun système spécial d'appel.

III. Édifices ou les foules s'encombrent pendant plusieurs heures. — Aux bâtiments des grandes administrations, qui nous servent en quelque sorte de transition entre le groupe précédent et celui dont nous allons nous occuper maintenant, nous aurions pu joindre les *bibliothèques* et les *musées*, dont le chauffage et la ventilation ne présentent aucune difficulté pratique. Des fenêtres ou des conduits posés dans les murs donnent indifféremment accès ou issue à l'air, un calorifère quelconque distribue la chaleur nécessaire. Seulement ici je pense que l'on doit souvent préférer le calorifère à air chaud, malgré son infériorité hygiénique, parce qu'il n'expose pas aux nombreux accidents de fuite ou d'infiltration, qu'il n'est pas toujours possible d'éviter avec les calorifères à eau ou à vapeur, et qui peuvent causer d'irréparables dégâts, au milieu des richesses accumulées dans une bibliothèque ou dans un musée.

Les locaux dans lesquels les foules s'entassent, pour y séjourner pendant plusieurs heures consécutives, sont très-certainement ceux à propos desquels le problème du chauffage et de la ventilation se complique du plus grand nombre de difficultés. Ici, en effet, il faut nécessairement recourir à une ventilation artificielle, car le plus souvent ces locaux ne présentent pas de fenêtres ouvrant directement à l'extérieur et par lesquelles on puisse donner entrée à l'air pur du dehors. Les salles d'audiences des cours et tribunaux sont peut-être les seuls des locaux dont il est ici question qui pourraient se prêter, dans une certaine mesure, à ce système de ventilation naturelle. Quant aux autres, occupés qu'ils sont par les assistants sur presque toute leur hauteur, ils ne peuvent recevoir le jour que par le plafond, et dans quelques-uns même, qui ne doivent être utilisés que le soir, aucune ouverture n'a été ménagée à cet effet; si bien que si l'on s'y réunit pendant le jour, il faut avoir recours à un éclairage artificiel. Les appareils d'éclairage ajoutent à la nécessité de la ventilation, puisque d'une part ils consument une certaine proportion d'oxygène, et que de l'autre ils déversent dans l'espace clos les gaz délétères provenant de la combustion des substances qui servent à les alimenter. Mais, en revanche, ils peuvent être utilisés, et pour la ventilation en aidant à déterminer l'appel qui entraînera l'air vicié, et pour le chauffage auquel ils apportent un appoint tellement considérable que parfois ils suffisent pour l'entretenir et que souvent même ils dépassent le but, en élevant à eux seuls la température au delà du degré voulu. C'est un motif de plus qui rend la ventilation indispensable, avec cette condition toute particulière que la température de l'air de ventilation devra pouvoir varier, à chaque instant, et à volonté. Il faudra qu'il soit chaud d'abord pour les premiers arrivants, puis, quand à la chaleur du calorifère viendra se joindre celle fournie par les personnes entassées et par les appareils d'éclairage, il faudra que le calorifère modère d'abord, puis supprime tout à fait son action, et que l'air arrive un peu moins chaud, enfin tout à fait frais.

D'un autre côté, nous avons eu affaire jusqu'à présent à des édifices dans lesquels l'espace cubique afférent à chaque individu est relativement considérable, de telle sorte que le mouvement imprimé à l'air pour son renouvellement est à peine senti, soit parce que l'introduction et le départ se font par de larges surfaces, soit parce que les orifices d'entrée et de sortie peuvent être suffisamment éloignés de la place occupée par chaque personne. Dans les locaux dont il nous reste à nous occuper, il n'en sera plus ainsi. Le chauffage sera facile à obtenir, il deviendra promptement excessif, et, en ce qui le concerne, la difficulté consistera plus à le modérer qu'à l'activer; aussi le choix du système de calorifère sera-t-il à peu près indifférent au point de vue de l'hygiène. Mais, en revanche, la ventilation devra être plus intense, et, tout en faisant circuler une plus grande quantité d'air, elle devra être établie de telle sorte que les courants ne fatiguent pas les personnes réunies dans l'espace en question.

Enfin, l'entrée de l'air neuf étant large et facile dans les édifices du premier groupe, nous l'avons considérée comme pouvant se faire tout naturellement, et lorsque nous y avons aidé au moyen d'un appel, c'est que cet appel nous était indispensable pour évacuer l'air vicié; aussi ne nous sommes-nous inquiétés que d'une chose, c'est d'assurer cette évacuation dans des conditions normales. Il nous faut maintenant procéder d'une façon en quelque sorte inverse et nous inquiéter un peu moins de l'air qui sort, infiniment plus de celui qui arrive.

Il résulte d'expériences nombreuses, renouvelées de différentes façons par M. le général Morin, que le courant d'air qui sort d'une pièce n'est jamais gênant, qu'il est même à peine senti par les personnes placées tout près de l'orifice par lequel se fait son départ; tandis que le courant qui entre est toujours incommode, et fait éprouver une sensation désagréable aux personnes placées à une distance de plus d'un mètre de l'orifice par lequel il arrive, quelle que soit du reste la température de l'air admis. La situation des orifices de sortie sera donc indifférente, tandis que celle des orifices d'entrée de l'air devra être soigneusement cal culée, de façon à ce que ces orifices se trouvent aussi éloignés que possible des personnes réunies dans l'espace à ventiler.

Cette première condition ne paraît pas difficile à réaliser, et cependant elle suffit pour faire proscrire d'une façon complète, absolue, la ventilation par appel, appliquée seule ou à peu près seule aux édifices qui nous occupent. En effet, comment procède l'appel? L'air est raréfié, par suite de son élévation de température, dans une cheminée vers laquelle aboutissent tous les canaux d'évacuation d'un espace à ventiler; cette raréfaction produit un vide relatif dans la cheminée, c'est ce qui attire l'air déjà contenu dans l'espace à ventiler. Supposons que cet espace soit hermétiquement clos: l'air entraîné par l'aspiration qu'il subit s'y raréfiera comme le fait, aux premiers coups de piston, l'air contenu sous la cloche d'une machine pneumatique. Mais l'espace en question n'est pas hermétiquement clos, il présente au contraire une série de canaux communiquant avec l'extérieur et par lesquels de nouvelles quantités d'air arrivent incessamment pour remplacer celles qui sont expulsées par la cheminée évacuatrice. Jusque-là tout est à merveille, et l'on peut supposer les choses fonctionnant régulièrement à la satisfaction des individus renfermés dans l'espace en question si l'air leur arrive en quantité suffisante, à la température voulue et assez loin d'eux pour ne donner aucune sensation désagréable. Mais, si à ces ouvertures réglementaires qui seules doivent, d'après la théorie, donner accès à l'air introduit dans la salle, il vient s'en ajouter fortuitement de nouvelles, et si ces ouvertures sont placées près des assistants, alors les choses changent de face. L'aspiration marche toujours, l'évacution conserve sa régularité, mais l'introduction de l'air nouveau est troublée ; elle se fait par cette ouverture accidentelle, au moins aussi facilement que par les canaux qui ont été ménagés pour cela. Dès lors deux inconvénients surgissent. En premier lieu, une certaine quantité d'air impur est arrivée aux lieu et place de l'air pur qui était attendu; en second lieu, le courant a frappé sur une ou plusieurs personnes et les a incommodées. Ici nous ne sommes plus, comme tout à l'heure, dans la théorie spéculative, mais bien en pleine pratique, et ce que nous venons d'indiquer se passe tous les jours dans les salles de spectacles ou autres locaux du même genre ventilés par l'appel seul, toutes les fois que l'on ouvre une porte, circonstance qui, on le comprend, doit se présenter et se présente, en réalité, très-fréquemment.

Supposons, au contraire, que l'air neuf destiné à la ventilation d'un local, disposé comme il vient d'être dit, soit poussé, injecté, propulsé dans l'espace à ventiler au lieu d'y être attiré, aspiré par l'appel, que se passera-t-il? Dans cette seconde hypothèse, si l'espace était parfaitement clos, l'air qui y est déjà renfermé se trouverait comprimé par suite de la pression qui refoule l'air nouveau. Mais des canaux d'évacuation sont ménagés en nombre suffisant pour qu'il sorte une quantité d'air égale à celle qui arrive, et alors, en vertu de sa propre élasticité, l'air déjà contenu dans l'espace à ventiler, celui qui a éprouvé un certain degré de viciation, s'échappe par ces canaux. Que dans ces conditions on pratique à l'espace en question une ouverture supplémentaire, on ouvre une porte : alors l'air intérieur comprimé s'échappera par cette nouvelle issue en refoulant l'air extérieur qui se présente pour entrer et en s'opposant à son introduction. Il n'y aura donc pas de courant d'air rentrant, incommode pour les assistants, il n'y aura pas non plus entrée d'une certaine quantité d'air impur venant ajouter à la viciation de celui qui est déjà contenu dans la salle, dans laquelle il ne pénétrera d'autre air neuf que celui qui aura été en quelque sorte choisi pour cet usage et refoulé par le ventilateur, quel que soit le système d'après lequel ce dernier ait été conçu.

Dans ces conditions, un inconvénient peut se présenter, c'est celui qui résulterait du retour d'une certaine quantité d'air par les conduits évacuateurs, dans le cas où la section des orifices accidentellement ouverts, tels que les portes et les fenêtres, serait supérieure à celle des canaux d'introduction d'air neuf; car alors il y aurait une sorte d'appel, en sens inverse du courant d'évacuation, exercé par les ouvertures accidentelles. Mais à cet inconvénient, il est extrêmement facile de remédier en combinant l'appel dans les canaux d'évacuation à la propulsion dans les canaux d'introduction. On aura alors la ventilation artificielle dans son expression la plus complète, et c'est à mon avis la seule circonstance où elle puisse être utilement appliquée. Aussi, autant je la combats pour les édifices du premier groupe, autant je la crois indispensable pour ceux du groupe qui nous occupe en ce moment.

Voici comment je comprendrais qu'elle doit être organisée, dans une salle de spectacle, par exemple :

Pour l'introduction de l'air neuf. — Un propulseur mécanique injectant de l'air dans la salle; cet air mis à une température convenable (plus élevée avant l'entrée des spectateurs que pendant le cours de la représentation, ce qui est facile à régler, refroidi, rendu même un peu hygrométrique pendant la saison chaude), arriverait avec une vitesse de 1 mètre par seconde, dans la salle : 1° par des entrevous ou doubles fonds ménagés entre le plancher de chaque étage de loges, de galeries, ou d'amphithéâtres et le plafond de l'étage au-dessous, comme cela a lieu sur les théâtres de la place du Châtelet, sans le moindre inconvénient pour les spectateurs ; 2° par des ouvertures ménagées dans toutes les parties des parois verticales des salles et du plafond, où il serait possible d'en placer sans nuire à l'ornementation ; 3° sur les deux côtés de la scène, et même dans les couloirs.

Pour l'évacuation de l'air vicié. — Des canaux s'ouvrant dans le fond des loges, ou des galeries, ou sur les gradins des amphithéâtres pour les étages supérieurs, près du placher pour le rez-de-chaussée, près du plafond des couloirs et communiquant avec une cheminée d'appel, vers laquelle on dirigerait les gaz provenant de la combustion des appareils d'éclairage, qui y produiraient une élévation de température pour déterminer l'appel de l'air vicié de la salle. Des canaux semblables disposés au-dessus de la scène recevraient l'air vicié, ainsi que les produits de la combustion des appareils d'éclairage de cette partie de l'édifice de façon à empêcher qu'il ne s'établisse un courant trop actif entre l'air de la scène et celui de la salle. L'appel serait fait dans la cheminée d'évacuation, par suite de l'élévation de température produite par les becs de gaz qui éclairent la partie supérieure de la salle, disposition beaucoup plus facile à obtenir avec un plafond lumineux, mais qu'il ne serait cependant pas impossible d'établir même avec un lustre.

Je n'entre pas dans de plus grands détails à ce sujet, car les données précédentes suffisent à montrer comment il est possible de satisfaire aux exigences de l'hygiène pour ventiler les locaux dont nous venons de parler, et j'empiéterais sur le rôle de l'ingénieur-constructeur si je voulais fournir des descriptions de plans et devis à propos de chacun des édifices compris dans ce 3e groupe. L'essentiel était de bien faire comprendre pourquoi l'air qui s'était montré si gênant lorsqu'il entrait sous les gradins, même recouverts de tapis, de certaine assemblée législative, ne cause plus aucune gêne dès qu'on le fait ressortir par des orifices verticaux placés en avant de ces mêmes gradins, si l'on a soin de le faire entrer par des ouvertures placées sur les parois verticales des murs ou près du plafond.

Ce qui vient d'être dit s'applique également aux amphithéâtres destinés aux cours publics.

Quant aux salles d'audience des tribunaux, comme les salles de bal et de concert, la place y est surabondante pour répartir les orifices d'entrée ou de sortie, et l'on y a, en outre, tant pour l'introduction que pour la sortie, la ressource des fenêtres avec leurs vasistas, ressource qui manque la plupart du temps pour les salles de spectacles, les salles d'assemblées délibérantes, les amphithéâtres, etc. Aussi dans ces salles munies de fenêtres et dont toutes les parois ne sont pas occupées, on peut se dispenser de la propulsion de l'air, dont l'introduction n'éprouve aucun obstacle, et se contenter de l'appel pour l'évacuation de l'air vicié.

Je ne parle pas non plus du choix du ventilateur, quoique celui de M. Piarron de Mondésir, essayé à l'exposition universelle du Champ de Mars, en 1867, me paraisse offrir toutes les garanties désirables (1), car ce choix est beaucoup plus du ressort de la mécanique que de l'hygiène.

J'ai déjà dit pourquoi je crois devoir passer également sur le choix du calorifère, dont l'importance est ici médiocre, car le problème consiste plus souvent à refroidir qu'à

(1) Du Mesnil, *L'hygiène à l'Exposition. — Ventilation du palais* (*Ann. d'hyg. publ.*, 1867, t. XXVIII, p. 433).

chauffer en même temps qu'on ventile, et malheureusement les ingénieurs n'ont pas su trouver, jusqu'à présent de moyens simples et pratiques d'arriver à donner à l'air, avant son introduction dans l'espace à ventiler, un degré de fraîcheur ou d'hydrométricité satisfaisant. Un essai qui nous avait paru assez heureux a été fait, il y a quelques années, au théâtre de la Porte-Saint-Martin et je m'étonne qu'on y ait renoncé. Pendant les entr'actes, un assez grand nombre de petites fontaines jaillissantes coulaient au milieu de touffes de fleurs, disposées au-dessous des candélabres ou sur le devant des loges et des galeries. Cette ornementation, qui était fort gracieuse, avait l'avantage d'entretenir dans la salle une fraîcheur extrêmement agréable, et je ne crois pas que l'on puisse faire mieux, ni même si bien, sans plus de frais, en manipulant l'air dans les sous-sols avant son introduction dans l'espace à ventiler.

IV. — ÉDIFICES DE GRANDE CAPACITÉ ET DE GRANDE ÉLÉVATION, OU LA FOULE NE SÉJOURNE QUE PENDANT UN TEMPS RELATIVEMENT TRÈS-COURT. — Les bâtiments réunis sous ce titre se divisent naturellement en deux groupes, suivant qu'ils sont entièrement clos ou qu'ils présentent des ouvertures permanentes par lesquelles ils se trouvent en communication incessante avec l'air extérieur. Dans le premier cas, le chauffage est possible; on conçoit qu'il ne le soit plus dans le second.

1° Les *églises*, les *salles de bourse*, les *salles des pas perdus*, les *salles d'attente de chemin de fer* et tous les autres locaux du même genre qui, tout en ayant une très-grande élévation, ne sont occupés que dans leur partie inférieure et où il est loisible à chacun d'aller, de venir, de se mouvoir dans tous les sens suivant ses besoins, diffèrent essentiellement des édifices du groupe précédent où la foule séjourne plus longtemps, où chacun est obligé de rester à la place qu'il occupe. Il en résulte que l'hygiène est moins directement intéressée à ce que le chauffage et la ventilation y soient établis dans des conditions de perfection aussi grande; ce qui permet de faire entrer sérieusement en ligne de compte les considérations d'économie, auxquelles, dans d'autres circonstances, il n'y avait pas lieu de s'arrêter.

Ici le chauffage doit être très-modéré par cette raison que l'on entre dans les locaux dont il s'agit avec tous les vêtements dont on est couvert lorsqu'on va au dehors, sans qu'il y ait possibilité, ou du moins facilité de se débarrasser momentanément d'aucun de ces vêtements; d'où il résulte que si la température est trop élevée, on n'a aucun moyen de se prémunir, en sortant, contre l'impression que vous fera sentir le froid du dehors; impression d'autant plus vive et d'autant plus pernicieuse pour la santé que l'écart est plus grand entre la température intérieure et la température extérieure. J'ai vu, pour ma part, beaucoup de rhumes contractés au sortir d'une église trop fortement chauffée.

Le chauffage doit donc être réglé de façon à empêcher seulement que l'on ait froid. Le choix du calorifère est à peu près indifférent, au point de vue de l'hygiène, et l'on doit donner la préférence à celui dont l'installation et le fonctionnement sont le moins onéreux. Une précaution cependant doit être observée; c'est de distribuer le calorique tout près du sol, en ménageant les bouches de chaleur non pas dans le sol lui-même, mais à la partie inférieure des piliers ou des murs. On sait que l'air chaud, moins dense, s'élève incessamment vers les parties supérieures, et si quelques ouvertures sont ménagées vers ces parties supérieures, elles suffiront parfaitement pour assurer la ventilation naturelle dans des conditions parfaitement satisfaisantes. Cette ventilation naturelle est d'autant plus active que la foule est plus grande, car alors les allées et venues plus nombreuses nécessitent une ouverture plus continue des portes, à travers lesquelles se fait, à chaque fois, une nouvelle rentrée d'air pur. Lorsqu'il y a moins de monde, les rentrées d'air pur sont moins fréquentes, cela est vrai; mais aussi l'atmosphère a moins besoin d'être renouvelée.

Les orifices qu'il convient de ménager à la partie supérieure de l'édifice, en vue de la ventilation, doivent pouvoir s'ouvrir et se fermer à volonté. L'hiver, ils seront ouverts le jour et quand l'édifice sera occupé, car alors ils donneront issue à l'air vicié qui, étant plus chaud, s'élève en vertu de sa légèreté; ils seront fermés la nuit pour conserver la chaleur intérieure et éviter des rentrées inutiles d'air froid. L'été, ils seront ouverts la nuit pour favoriser, au contraire, ces rentrées d'air frais et fermés le jour (1), à moins que la température intérieure de l'édifice ne vienne à égaler ou à surpasser celle de l'air extérieur.

2° Dans les *halles* et *marchés*, dans les *passages*, à l'intérieur *des gares de chemin de fer*, nous n'avons pas à nous occuper du chauffage, mais il est nécessaire que le renouvellement de l'air y soit assuré.

Pour les passages en ligne droite, ce renouvellement est quelquefois trop actif et l'on a besoin de couper le courant d'air au moyen de portes placées à chaque extrémité. Raison de plus pour que l'on songe à évacuer l'air ainsi renfermé et vicié, plus encore par les gaz provenant des appareils d'éclairage, que par les produits de la respiration. Le seul moyen pratique, et il est applicable à tous les locaux dont nous nous occupons ici, c'est d'avoir des jours dans la toiture. Il importe que sur toute la longueur un espace suffisant sépare deux portions du toit, imbriquées l'une sur

(1) Les gardiens de l'église Saint-Pierre de Rome ont pour consigne d'ouvrir la nuit les fenêtres des galeries supérieures et de les fermer dès le matin, pendant toute la saison chaude. (Général Morin, *Manuel pratique*, etc.)

l'autre sans se toucher et à un intervalle assez considérable pour donner une large ouverture longitudinale.

Pour ceux de ces locaux qui, comme les gares de chemin fer, ne sont ouverts que d'un côté, il est nécessaire de ménager un certain nombre d'orifices du côté fermé. Si cette fermeture consistait en un mur plein qu'il ne fût pas possible de percer, il faudrait avoir de ce côté deux hottes ou cheminées en tôle qui, s'échauffant sous l'influence des rayons solaires, détermineraient, pendant la saison chaude, un appel suffisant pour établir un certain déplacement de l'air.

Dans les édifices dont nous nous occupons en ce moment, ainsi que dans les halles et marchés, la chaleur peut devenir excessive pendant l'été, mais ce n'est pas parce que l'air n'y est pas renouvelé; c'est par suite de la transmission directe des rayons solaires à travers les vitraux de la toiture, et par suite du rayonnement des portions non transparentes de cette toiture échauffées sous l'action du soleil. L'arrosage du toit conseillé par le général Morin est un excellent moyen de combattre cette élévation excessive de température, contre laquelle la plus énergique ventilation resterait sans effet. Un autre moyen non moins efficace serait l'interposition d'une toile blanche, tendue de manière à faire plafond à quelques mètres au-dessous du toit; mais cette installation, admissible pour les halles et marchés, ouverts de tous les côtés, ne le serait plus pour les gares de chemin de fer qui n'ont qu'une seule issue, car elle apporterait obstacle à l'évacuation de la fumée et de la vapeur d'eau provenant des locomotives.

3° S'il est difficile d'admettre que de vastes expositions comme celle qui, pendant l'année 1867, a occupé le Champ de Mars, puissent être établies et fréquentées par le public pendant une saison assez froide, pour qu'il y ait lieu de songer à y installer un système de chauffage, il n'en est pas moins vrai qu'il est nécessaire de s'occuper de les ventiler. Comme ici l'espace ne peut pas être suffisamment clos, l'appel ne pourra pas s'exercer d'une façon satisfaisante. Il faudra dès lors opérer la ventilation en injectant ou insufflant l'air dans ces vastes espaces, sans s'inquiéter de la manière dont l'air vicié sortira, l'issue de l'air ainsi introduit étant toujours largement assurée tant par les portes que par les joints de la toiture; c'est ce que M. Piarron de Montdésir a fait avec un succès qui ne saurait être sérieusement contesté, et à l'aide d'appareils dont M. du Mesnil a donné une description détaillée (1).

Quant aux expositions plus petites et permanentes, dont quelques musées et plusieurs de nos grands magasins de Paris, certains bazars, peuvent offrir un spécimen, on doit songer à les chauffer en même temps qu'on les ventile, et comme le chauffage suppose un espace clos, la ventilation pourra toujours se faire par appel, l'appel étant lui-même favorisé par le chauffage. Le seul point essentiel est de ménager les entrées d'air par des ouvertures autres que les portes, ce qui nécessite presque forcément une canalisation spéciale, que l'architecte doit toujours prévoir dans la construction d'un édifice ayant une semblable destination.

CONCLUSIONS.

I. — Le chauffage par rayonnement direct d'un foyer incandescent, c'est-à-dire par une cheminée à feu découvert, est le plus favorable à la santé, et il y a lieu de le préférer dans toutes les circonstances où il peut être facilement appliqué. En tout cas, il importe d'y avoir recours pour les lieux où l'on séjourne d'habitude, comme les chambres à coucher, les cabinets de travail, les salles de malades dans les hôpitaux, etc.

(1) Voyez *Annales d'hygiène*, loc. cit.

II. — Ce chauffage n'est pas économique, et il ne donne pas toujours une température suffisante, mais on peut remédier à ce double inconvénient, soit en faisant usage des systèmes de cheminées perfectionnées, soit en associant à l'action de la cheminée celle d'un calorifère général pour tout l'édifice ou tout l'appartement qu'il s'agit de chauffer.

III. — La cheminée, en même temps qu'elle donne le chauffage le plus salubre, est aussi le meilleur appareil de ventilation qui se puisse employer, surtout pour les habitations privées. Elle agit par appel pour expulser l'air vicié, l'air neuf arrivant par les fenêtres, soit directement dans la pièce à ventiler, soit dans une pièce voisine qui est largement en communication avec la première.

IV. — Dans les locaux où l'on ne réside pas constamment, mais où l'on fait cependant un séjour assez prolongé, si le feu de la cheminée est plus agréable, il n'est cependant pas indispensable, et le chauffage peut se faire sans inconvénient par un calorifère. Il est indifférent que ce calorifère apporte par des canaux l'air à une température élevée, ou qu'il transmette la chaleur par rayonnement des surfaces chauffées. L'essentiel est qu'il ne soumette pas d'abord l'air à une température assez élevée pour le dessécher et qu'il ne le mélange pas de gaz délétères. Les calorifères à eau chaude ou à vapeur doivent donc être préférés, dans ces circonstances où la ventilation se fera encore par appel. Cette règle est applicable dans les habitations privées aux salles à manger et aux salons de réception; elle peut s'étendre aux édifices et aux locaux destinés à recevoir une grande réunion d'individus et pour lesquels le système de chauffage à feu découvert serait complétement impraticable. Tels, les classes dans les lycées, certaines communautés, les salles de réunion des malades dans le shôpitaux ou hospices, les salles d'audience, les amphithéâtres, les salles de bal et de spectacle, les bibliothèques, enfin et surtout les prisons.

V. — Dans les locaux où l'on ne fait que passer, où l'ouverture permanente des portes et des fenêtres assure un renouvellement souvent surabondant de l'air, on peut se passer de système de ventilation et recourir au chauffage le plus économique, celui qui a lieu soit par un poêle, soit par un calorifère à air chaud. Tels sont les antichambres, les couloirs et les escaliers; mais si ces locaux n'ont pas par eux-mêmes besoin d'un système spécial de ventilation, il ne faut pas oublier qu'ils sont les réservoirs dans lesquels l'appel exercé par les cheminées vient puiser l'air destiné à la ventilation du reste de l'habitation; il importe donc que cet air reste pur et salubre, et si, par exemple, on les chauffe au moyen d'un calorifère, il est préférable que l'air sortant du calorifère soit à une température très-élevée pour que, par son mélange, il puisse échauffer suffisamment toute la masse, dont la majeure partie pourra ainsi ne pas être mise directement en contact avec les surface échauffées. Ces règles, applicables aux couloirs, antichambres, escaliers, le sont aussi aux édifices où les foules s'encombrent pour ne séjourner qu'un temps très-court, tels que les églises, les salles des pas-perdus, les bourses, les salles d'attente des chemins de fer, etc.

VI. — La ventilation par propulsion de l'air à l'aide d'un moteur mécanique n'est applicable que dans un très-petit nombre de circonstances, et, même alors, elle ne dispense pas de l'appel qui doit être exercé simultanément pour assurer l'extraction de l'air vicié, en même temps que le propulseur assure l'introduction de l'air neuf. On ne peut songer à y recourir que pour certains locaux spéciaux, où de grandes masses d'air doivent être mises en mouvement; pour les salles de spectacle, pour les prisons, cette ventilation par propulsion sera un adjuvant utile de la ventilation par appel. Elle ne peut être employée seule que pour de vastes locaux largement ouverts et cependant disposés de telle façon que la circulation naturelle de l'air y soit rendue difficile par l'agencement intérieur des localités, comme cela avait lieu dans l'exposition universelle de 1867, où ce mode de ventilation a été appliqué avec un succès satisfaisant.

Dans de grands ateliers, dans ceux surtout où il se dégage beaucoup de poussière, elle est encore applicable avec d'autant plus de facilité qu'elle n'exigera pas l'installation d'un moteur spécial, une très-minime fraction de la force motrice dépensée dans l'usine pouvant être sans grands frais utilisée dans ce but.

Paris. — Imprimerie de E. Martinet, rue Mignon, 2.

www.ingramcontent.com/pod-product-compliance
Ingram Content Group UK Ltd.
Pitfield, Milton Keynes, MK11 3LW, UK
UKHW022136190726
13855UKWH00003B/1177

9 782013 078764